U0068009

女性不能不知道的事！了解如何由內而外散發美麗

君靈鈴 著

Family Sky 天空數位圖書出版

目錄

前言

女性不能不知道的事！了解如何由內而外散發美麗

所謂「眉似遠山不描而黛，唇若塗砂不點而朱」，由此可見由內而外散發出的美麗比任何化妝術都吸引人，因為那是一種自然透出的光彩，而不是由過多添加構築而成的美。

但要如何達到自然美這件事一直是很多女性汲汲營營追求的目標，畢竟現代不比以前，生活壓力更大了，環境汙染也變得更嚴重了，很多事不再那般單純，一樁又一樁糾纏著人內心的煩惱事也導致影響了外在。

所謂「心理影響生理」這是有一定根據的，而除此原因之外，在吃食方面若不多加注意也會讓身體某些地方悄悄的出問題，進而讓人離理想目標越來越遠。

所以很多女性會覺得，明明自己已經很注重保養了，為什麼肌膚還是黯淡沒有一絲光彩？

但這也就算了，最糟的是還常被人說看起來沒精神，可能才二十幾歲卻被誤認為三十幾歲甚至四十幾歲，讓人無語問蒼天。

而更尷尬的是就算無語還是不知道問題出在哪裡，這是因為保養是該由內而外不是只注重外表，要不無論外表塗上再貴的保養品或護膚品，只要內在沒有維持在正常的水平，達到內外平衡的狀態，那種自然的好氣色就不可能會出現。

所以了解如何從內部開始保養就變成首要之務，一步步讓自己散發出真正的光彩，讓那些塗抹在臉上保養品、化妝品都變成輔助，成為內外兼備的好氣色女神！

第一章
解開疑惑

（一）為什麼保養品擦再多都無感

市面上的保養品種類成千上萬，很多女性都把尋找到最適合自己的保養品當成一項艱鉅且重要的任務，可是往往卻在花了大把鈔票開開心心把東西抱回家開始使用之後才發現好像這次又失敗了，好像買到的東西又不適合自己。

但如果只是不適合引起一些小症狀兩三天就過去了也就算了，最怕就是引起大過敏起疹子或是更嚴重的情況，一個想變漂亮的念頭卻變成老是得去看醫生，那就真的得不償失了。

不過在此必須說，其實有時候我們是搞錯了重點，皮膚是該保養，所以適度擦些保養品護膚品自然是可以的，但倘若身體內部狀態不優，那不管再昂貴再稀有的保養品擦上臉或身體都只會是一種浪費，沒有太實質的幫助，甚至可以說是一種外強中乾的狀態，無法維持很久。

「保養應該由內而外」這句話應該很多人都聽過，但卻往往都是在聽過之後就忽略，一來是覺得如果用擦的就算保養，那我何必那麼麻煩還要注意那麼多細節？

但通常魔鬼就藏在細節裡，想要得到真正的容光煥發，就得從細節做起，要不擦再多的保養品也只是徒勞而已。

（二）外表比實際年齡老？

其實不管男女應該都不喜歡被誤認年紀大，尤其如果別人口中吐出的數字又與自己的真實年齡大很多，那一口悶氣很可能就讓人一整天心情都不愉快。

不過老實說比起男性，女性在意年齡被說老的程度應當還是處於領先地位的，畢竟女性都愛美，誰不想被說一句年輕漂亮？

但尷尬的是某些女性朋友在很多方面的影響下，身體老化的速度超乎想像，彷彿一陣狂風吹過之後一照鏡子就發現自己竟然完全變了個模樣，當場驚愕不已，然後開始拼命思索原因。

其實像提早衰老這種問題可以列舉的原因很多，例如壓力過大、心情鬱悶、熬夜、忽略防曬工作、抽菸喝酒、不愛喝水、不愛運動、沒有徹底卸妝、飲食口味太過重油重辣、用了不適合自己的保養品化妝品等等。

而除了像上述原因外，還有嗜吃甜食及體重過重也會影響外表的變化，搭上了衰老的特快車，然後外表看起來比實際年齡老這件事就這樣發生了。

感覺很無奈，但很不幸的這種事時時刻刻都在世界每一個角落發生，而要避免這種事發生就要注重保養，而且是由內而外的保養而不僅是拼命往臉上或身體上塗一堆東西了事，治標不治本自然維持不了很久，就是徒勞無功而已。

（三）老是手腳冰冷為什麼？

女性容易手腳冰冷似乎已經變成一個大眾都熟知的常識，尤其是在冬天來臨後有些女性面臨的就是自己宛如剛從冰窖取出來的手腳，不管再怎麼加強保暖似乎都無法得到自己想要的效果。

其實女性會手腳冰冷的原因不外乎幾個原因，如血糖血壓太低、腎陽虛、陽氣不足、身體循環不良、貧血導致氣血不足、疾病導致、運動不足等等原因都容易造成女性四肢冰冷。

在此要特別強調的是，千萬不要小看手腳冰冷帶來的後果，不管是哪種原因造成的手腳冰冷，最好都找出原因並且尋法改善，不然伴隨而來的毛病可能就不僅是手腳冰冷如此簡單了。

就像腎陽虛的人容易痛經有白帶、血糖血壓太低會引發暈眩、陽氣不足容易肥胖、身體循環不良較易罹患心血管疾病、貧血導致肌膚無光且頭昏耳鳴等等，著實不可等閒視之，萬萬不可認為無傷大雅便刻意忽略，等到年歲漸長就會發現自己忽略的小問題已衍生出無數個問題出來。

所以千萬不要被一句「女生就是容易手腳冰冷」說服，想著好像「本來就是這樣我不用太在意」，要多愛自己跟自己的身體一點，如此一來才能踏上前往美麗的路途，而不是一直在迷途中找不到出路。

（四）胡亂發胖又水腫

肥胖一向是女人的天敵，水腫也是很多女性的困擾，在與肥胖跟水腫抗爭的路上相信很多女性都有經驗，畢竟減肥消水腫的方法五花八門玲瑯滿目，但如何達到最好的效果只有一個重點，那就是得了解自己到底是因何發胖又為何容易水腫。

通常發胖不外乎那幾個原因，例如愛吃甜食、吃飯太快、不愛運動、睡眠品質不佳、熬夜、暴飲暴食等等，這是比較常見的原因，但撇除這些原因之外，像賀爾蒙失調、年齡增長、產後發胖、疾病等等，也都是造成肥胖的因素。

而在水腫方面其實有幾點與肥胖的原因雷同，像不愛運動、熬夜、賀爾蒙影響、疾病等等，依照個人體質的不同會造成不同程度的影響，而除了這幾個原因之外，吃太重口的食物、血液循環不良、飲食不均衡還有長時間一直維持同一個姿勢不動等等，都是造成水腫的罪魁禍首。

其中飲食問題及熬夜和運動不足應該是比較常見的原因，而在這三個方面其實也是我們比較容易去克服或控制的層面,就是看自己願不願意改變自己而已。

而不管是什麼原因，遇上肥胖與水腫這兩個極度不想遇見的傢伙，我們還是得謹慎以對，尋求對的方式將它們消滅，要不說不定消滅不成還迎來了更厲害的對手，那就得不償失了！

第二章
對女性有益的食物

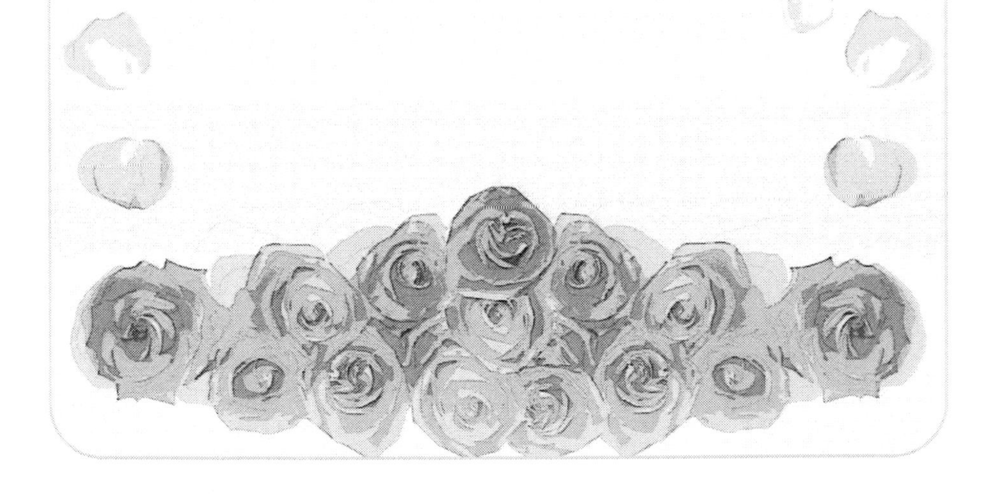

（一）水果類

基本上我們應該常聽到有人勸說要多吃水果，而實際上吃水果的確對身體有益，但對於女性來說在水果方面到底要多吃什麼水果才是吃了對身體有幫助卻是需要注意的一個環節，以下就一一列舉出來。

首先是「奇異果」這個大家都很熟悉的水果，在專家研究中指出奇異果有滋補身體清熱潤燥的功效，而且還含有多種維生素跟微量元素，但這還不算重點，重點是奇異果有抵抗黑色素形成的效果，所以對女性而言食用奇異果可以達成美白的功效。

再來是「葡萄」這個水果，相信大部分女性都吃過這個水果，但其實葡萄最有營養的是籽，而且最好連皮吃，這樣它的抗氧化及延緩衰老的功用才能發揮到最大，不過如果真覺得葡萄籽無法入口，那麼選用合適不會破壞葡萄籽益處的機器將其打成葡萄汁也是不錯的選擇。

第三是「檸檬」，這個酸溜溜的水果可是富含維生素 C 及檸檬酸，不僅可以防止肌膚黑色素沉澱，而且也有美白的作用，所以多飲用檸檬水對女性的肌膚來說是很有幫助的，當然添加點蜂蜜更好。

第四是「百香果」這位酸酸甜甜的朋友，它因含有有益於皮膚健康的維生素 A 之外也含有豐富的維生素 C，要養成紅蘋果臉蛋找它就對了，而且百香果滋味好又帶著專屬香氣，產季若是到了可別忘記多吃它讓自己變美麗。

「芭樂」是我們這篇第五位來賓，它是台灣很常見也是人們很常食用的水果，而它對女性的好處是含有維生素 C、果糖、葡萄糖等等，而其中它的維生素 C 含量很高，甚至是有些水果的數倍，且也有美白的功效，加上它爽脆可口，女性朋友千萬不要錯過。

緊接著第六個出場的是「藍莓」這個抗氧化能力出眾的水果，根據醫學研究指出藍莓中的抗氧化成分幾乎是所向披靡，而這個成分可以幫助我們抵抗諸多原因造成的自由基損傷，所以多吃藍莓可以防止皮膚因細胞損傷而導致的老化及皺紋變多這種問題。

第七是「西瓜」這位水分飽滿的同學，它含有維生素 C 及番茄紅素還有鉀，可以幫助調節人體水分平衡，有滋潤皮膚的作用，另外西瓜消暑解渴且含有鉀這個成分可以人降低血壓預防心血管疾病。

第八來到「鳳梨」同學家門口，這位同學因為擁有豐富的維生素及酵素很值得我們去拜訪它，因為它所含的成分可以幫助我們清除臉上的老化角質，讓肌膚細膩亮白，而且吃鳳梨還可以消除疲勞及幫助腸胃消化，且跟西瓜一樣也有預防心血管疾病的作用。

第九是我們的老朋友「蘋果」，在研究中指出多吃蘋果可以預防癌症之外，女性朋友常吃還可以讓肌膚更緊實更澎彈，更好的是它還有抗氧化、補血、保護心臟、預防便祕、幫助睡眠、降低膽固醇、提高免疫力等等好處，真不虧是我們的老朋友，而且不僅於此，有一些研究報告裡更指出蘋果的香味還有緩解人類焦慮狀態的作用，實在是好處多多有種說也說不完的感覺！

最後是「草莓」作為此篇最後一位出場的嘉賓，它紅撲撲的外表是引人喜愛的原因，而除了外表之外它的維生素 C 含量也是相當驚人的，女性多食用對肌膚會有一定的助益。

另外水果除了直接食用外，在合適合理的互相搭配下打成果汁也是不錯的選擇，只不過在這麼做之前要先搞清楚什麼水果跟什麼水果合適在一起，才不會喝出問題來。

（二）蔬菜類

對於女性來說，蔬菜類營養的補充也是非常重要的，只是跟水果同樣，知曉哪些蔬菜對自己特別有益進而去攝取會比胡亂進食要來的對身體更好，畢竟在有些事上或許亂槍打鳥會得到成功，但在身體健康方面，可不能抱著同等心態。

首先我們先跟「蓮藕」見個面，這位朋友因為內含大量礦物質及維生素 C，不僅是一種對女性來說很好的蔬菜之外，吃蓮藕對人的心臟也有益處，不僅可以促進新陳代謝還可以滋養皮膚。

第二是「蘑菇」，雖然有些族群對蘑菇敬而遠之，不過無可否認食用蘑菇對女性身體相當有益處，一來它脂肪含量很低且沒有膽固醇，食用沒有負擔之外，它還能促進女性雌激素分泌，所以可以護膚抗老，是個很不錯的食材。

第三是「胡蘿蔔」這個眾所皆知含有β胡蘿蔔素的蔬菜，它不僅具有補血的功效而且還含有維生素 B1 與 B2，前者可以保護神經系統促進腸胃蠕動，而後者可以預防口角發炎及缺鐵性貧血等症狀，所以女性食用胡蘿蔔好處多多。

第四是胡蘿蔔的好朋友「白蘿蔔」這個維生素 C 含量豐富的蔬菜，因為維生素 C 具有抗氧化的功用，可以抑制肌膚黑色素形成，所以多吃白蘿蔔不僅養顏還有不易變黑的效果，而這還沒完，白蘿蔔還有預防或改善高血壓的功效，好處完全不亞於它的好友紅蘿蔔呢！

第五是「菠菜」這個幾乎人盡皆知對補血有益的蔬菜，可其實對女性而言，菠菜因為含有大量葉酸所以有預防卵巢疾病的效果，所以如果是在備孕的女性，多吃含有葉酸的食物基本上也會有幫助。

第六來到「地瓜」家門口，這位朋友因為含有大量的維生素 A 所以有刺激賀爾蒙分泌及茁壯子宮壁的作用，對女性的私密處保養有一定程度的助益，另外因為地瓜含有大量的膳食纖維可以幫助降低膽固醇及維持腸道健康。

第七是「毛豆」，它內含的植物性雌激素對女性陰道潤滑及乾癢的毛病很有助益，而它也因為含有豐富的 omega-3 脂肪酸、蛋白質還有多種維生素、礦物質，所以對進入更年期的女性來說可以幫助緩解一些症狀。

第八是「大蒜」這個有些人聞之色變的蔬菜，但其實雖然大蒜味道重，可食用它的功效可不是開玩笑的，如果有陰道灼熱、搔癢甚至有異味、白帶等症狀，食用大蒜不僅可以有改善的可能還可以藉此提升免疫力讓日後感染的機會降低。

第九是「紅鳳菜」這位可能有些人從來沒去注意過的蔬菜，不過在古代典籍中有記載，屬性偏涼的紅鳳菜有著活血化瘀解讀消腫的功效，而對於現代人來說對它有印象的人應該都知曉的是它補血的能力，只不過它因為屬性偏涼所以在食用時要多注意。

最後要與我們見面的是「番茄」，在很多廣告的植入下我們都知道番茄裡有豐富的茄紅素，但除了茄紅素之外番茄還有預防便祕的功效，另外它也含有維生素 C 及煙酸，更有抗衰老及讓臉色紅潤的功用。

綜觀來說多吃蔬菜可以幫助人體進行體內環保且補充營養是正確無誤的，而對女性來說吃對蔬菜品項會比胡亂吃一大盆菜類有幫助，了解什麼適合自己一向是重要的課題，多注意多留心才能擁有愉快的心情及健康的身體。

（三）肉類

可能在某些女性的觀念中吃蔬食對身體才是最好的，但其實不一定，在肉類中有些肉類食用後對女性也很有幫助，所謂飲食其實均衡最好，不足或過多都會對身體造成影響及負擔，太過偏食或用太偏激的想法執行飲食這個任務只會有不良效果。

畢竟吃食對人類來說是一件很重要的是，所以了解什麼食物對自己有益對身體自然是有幫助的。

首先是「牛肉」這個含有大量的「鋅元素」的肉類，在維持肌膚油脂平衡及新陳代謝方面很有功效之外，牛肉內蛋白質的胺基酸組成是比豬肉更貼近人體需求的，對於補血及修復人體組織方面有一定程度的幫助，只不過有一點要注意的就是牛肉的纖維較粗較不容易消化，而且膽固醇及脂肪含量稍高，所以在食用時要注意不要過量以免沒達到效果反而因為過量而造成身體負擔。

第二是含有人體必需脂肪酸 OMEA-3 的「鮭魚」，有了這個成分存在，在食用鮭魚時就能提高抗氧化酶的作用，讓會破壞皮膚膠原及保濕因子的生物活性物質哪邊涼快就閃哪邊去，藉此皺紋就會減少產生，皮膚也較不會變得粗糙不堪，效果對女性來說堪稱優秀。

第三是「雞肉」這個台灣人本就很愛吃的肉類，但要注意烹調的方式，油炸是最不建議但最多人喜歡的方式，但如果要吃得健康，油炸這個烹調方式還是盡量避免，改以清蒸或水煮的方式食用雞肉最佳，而雞肉中有一種叫做蛋氨酸的物質，這種物質對頭髮、皮膚及指甲的健康都有幫助，而人體如果缺少這種物質的話，頭髮就會容易變得脆弱易斷沒有光澤，而皮膚跟指甲也會黯淡無光，所以如果想容光煥發可別忘了雞肉的存在。

第四是「豬肉」這位大概是大部分的人每天都會見到的朋友，但可能很多人不知道的是，吃豬肉時肥瘦對人體造成的影響有很大的差異，例如愛吃肥肉的人很容易有高血脂跟肥胖方面的問題，這是因為肥肉中脂肪含量高而蛋白質含量少所以才會如此，反之如果是食用豬肉瘦肉的部分結果就大不相同，因為瘦肉中還有血紅蛋白有補鐵的效果，而且與牛肉不同的是豬肉比較柔軟所以比牛肉更好被人體吸收。

最後是「羊肉」這個味道常不被接受的肉類，可是必須說吃羊肉對女性是有助益的，因為羊肉中有很豐富的「蛋白質」和「鐵離子」可以緩解月經期間失血虧損的情況，而且在中醫的角度來看，羊肉是「溫補」的食材，女性氣血不暢時吃羊肉可以改善，不過要特別注意的是如果是痛風患者或感冒中及患有肝病的話，最好避免食用羊肉以免造成不良後果。

以上就是對女性有益的幾項肉類，但在此篇結束前還有一個小補充，就是「吃紅肉對女性有好處」這句話到底是真是假。

首先新鮮的紅肉裡有一種成分就是血紅素，而血紅素是血紅蛋白的附屬品，在每一個血紅素中都含有一個二價鐵離子，它可以跟氧氣結合，讓身體進行生物氧化並釋放能量，讓身體因此充滿動力。

而對女性朋友來說因為月經的關係，這個特殊時期讓女性較容易血氣不足，所以多吃紅肉就可以增加體內的血色素，在氣血補足的情況下女性的臉色就會變好，所以女性朋友該不該多吃紅肉這個問題在此基本上是肯定的。

不過切記不可過量，飲食方面一向是適量為佳，忌諱大吃大喝暴飲暴食，倘若老是習慣如囫圇吞棗般將大量食物一股腦全塞進嘴裡，那麼不管是任何再有療效的食物也都會失去了作用而且反而還會有副作用。

（四）其他

在這章的最後一篇想聊聊的是前幾篇的漏網之魚，畢竟世界上食物有那麼多種，總不會就前頭說的那幾種對女性有益，所以在此就再補充幾個重要角色。

首先要提的肯定是「黃豆」這位富含「大豆異黃酮」的朋友，對女性而言食用黃豆製品有非常多好處，因為它大豆異黃酮這個成分可以改善皮膚衰老，還有另一個成分「亞油酸」可以阻止肌膚黑色素形成，而除此之外黃豆還含有蛋白酶抑制素，據研究顯示這個成分可以抑制多項癌症，其中以乳腺癌的抑制效果最好。

再來要提到的是「紅棗」這個女性大多應該都知道是對身體好的食品，至於它到底好在哪裡，其實也就是因為紅棗不僅性溫味甘，而且含有蛋白質、脂肪、糖、鈣、磷、鐵、鎂、維生素及胡蘿蔔素等等，營養成分可說是相當豐富，所以也有一個民間說法是「天天吃紅棗，一生不顯老」這樣趣味的話語，所以無可否認紅棗的確是女性的好友。

第三要提到的是「蔓越莓」，而說到蔓越莓女性朋友對它的印象應該是它對女性私密處保養很有助益，而實際上蔓越莓富含「原花青素」的確對於女性的私密處有著幫助，不過除了單吃蔓越莓之外也有研究指出蔓越莓其實如果跟益生菌配合會有更好的效果，至於要如何選擇那就自行判斷，好好思考選擇對自己最好的方式。

第四是「堅果」，因為堅果含有不飽和脂肪酸及蛋白質，而且還含有維生素 E 及礦物質等等多種對人體有益的物質，對於增進人體健康很有幫助，而一天其實也不需要吃太多，大約是手抓一把約 15 公克的量就可以，但要注意選擇堅果時要注意不要選到有過多調味的堅果，還是以原味為最佳。

第五位要與我們相遇的是「藻類」這位已經被營養學家評為十大健康食品之一的食物，因為藻類食品內含豐富的蛋白質及多種礦物質，對人體很有幫助，而且對女性而言如果多吃藻類可以預防貧血之外，還有養顏美容的效果，不僅可防止髮絲易斷分叉，還可以改善乾性皮膚的肌膚乾燥及油性皮膚的油脂分泌，簡直可說是好處多多。

第六是「黑芝麻」這位常被說對黑髮有益的食物，而實際上食用黑芝麻除了對頭髮有幫助外，對腎臟、肝臟、脾臟也都有助益，更難得的是它還有抗氧化的效果，對女性的肌膚保養來說，這個抗氧化用可以使皮膚更健康，而且經常食用黑芝麻的話，更可以讓女性肌膚更有光澤且有彈性。

最後來到最容易取得但很容易被忽略的一位重要同學那就是「水」，而水對人體的影響有多大相信很多人都知道，水是人生存下去的條件之一這也是常識，不過這邊要特別提的是適當的飲水對女性的身體絕對是有益處的，尤其是油性皮膚的女性可以多喝水保持皮膚水分平衡，而且還可以讓肌膚紅潤有光澤，而且水進入人體後 20 秒就會到達血液，進而會讓血液的黏度降低，可以緩解血壓和代謝方面的疾病。

只不過還是老話一句，不管是什麼食物飲品都切記不要過量且食用過猛，飲食之道首重細嚼慢嚥忌囫圇吞棗，且多選天然食品少食太被精緻化的食物，如此一來才能吃出健康吃出美麗吃出好氣色！

第三章
如何能有好氣色

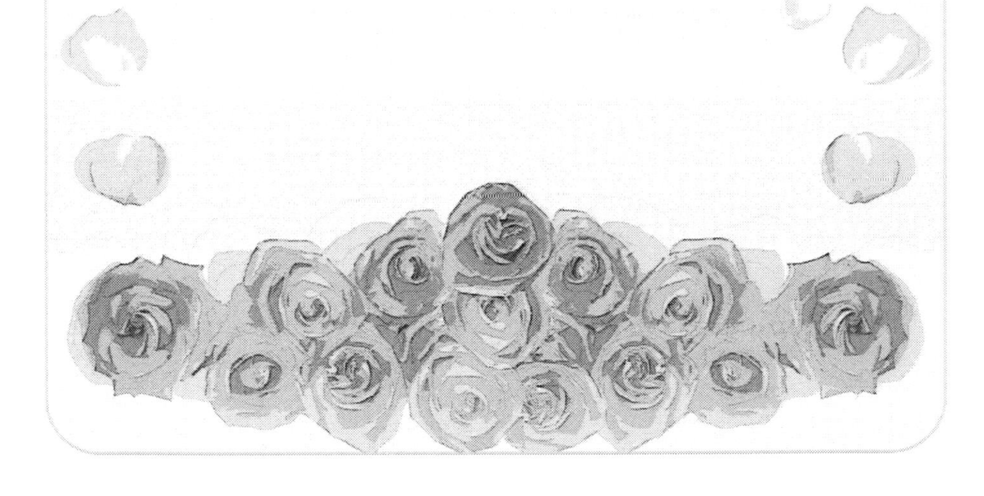

（一）脾胃健康的重要性

脾胃健康對人體有多重要時常被忽略，其實脾胃健康對女人來說非常重要，因為脾胃不好會造成提前衰老還有身材走樣，更甚者會干擾精神層面影響日常生活，所以如何保養脾胃維持脾胃健康不僅重要，也是女性能擁有好氣色的關鍵之一。

首先，如果早起沒有喝一杯溫開水習慣的人，真的非常建議養起這個好習慣，因為早晨起來一杯 100 cc 的溫開水對人體的幫助很大，它可以幫忙濕潤口腔、食道還有脾胃黏膜，沖刷附著在黏膜上的黏液跟膽汁，如此一來就會促進腸胃蠕動。

不過要記得一定得是溫開水不可是冰水、涼水，因為一早起來就喝涼水、冰水對脾胃太過刺激，反而沒有任何益處。

再來就是飲食問題，很多人因為各式各樣的原因而不吃早餐或是午餐、晚餐進食的時間相當不固定，但其實這樣的情況對脾胃的傷害很大，像那種餓就吃不餓就不吃的情況也不甚妥當。

因為人體內是有生理時鐘的，脾胃自然也是有，而其實不管哪個器官都自有一套時間定律，什麼時間到了該做什麼,如果沒有符合就會慢慢開始累積損傷。

所以三餐還是盡量定時定量，就算真的很忙碌也別忘記吃飯，民以食為天，很多時候我們忙忙碌碌拚工作就是為了掙一口飯吃，如果因為忙而連飯都忘了吃，那我們如此忙碌宛如陀螺般旋轉又是為了什麼呢？

另外要注意胃部保暖，因為胃部是一個懼寒的器官，所以請溫柔且溫暖的對待它，而當脾胃部感到不舒服時，可以用熱敷袋熱敷腹部，然後用手依順時針方向輕撫脾胃部，如此一來症狀就會有所緩解，但如果真的非常不舒服請就醫不要忍耐或是胡亂吞藥，以免症狀加重。

還有每天花點時間泡泡腳或泡泡澡也是對女性來說很不錯的選擇，如此一來在身體的穴道在適當溫度的刺激下便會使器官開始活躍，藉此血液暢通，自然脾胃也會受到照顧。

而除了上面提到的胃部保暖之外，其實女性的身體也是受不起寒的，尤其是在冬天更不能忽略保暖的重要性，此處說的保暖可不僅是怕受寒感冒的問題，而是女性的身體一旦受寒很多毛病就會偷偷萌芽，長期下來不僅會對身體造成一定的損傷，對脾胃的影響也很大，千萬要多留心注意。

然而上述說了這麼多跟保養脾胃有關的建議，但有些人可能會疑問「我沒去看醫生，怎知道我脾胃好不好？」，所以下方就來提醒一下女性朋友倘若有以下徵兆時，就要留心自己的脾胃是否出了問題。

第一是如果發現自己並沒有亂吃東西卻莫名開始腹瀉，而且持續幾天都沒有太大改善，那就要注意是否是脾胃出了問題，因為腹瀉就是一種訊號。

再者就是可以在鏡子前伸出舌頭，看看自己的舌苔是不是偏白又厚，然後再看看自己的舌頭邊緣是否出現明顯的齒痕，如果有那就是脾胃虛弱的徵兆，要趕緊調理不要拖拉。

還有就是手腳冰冷也是徵兆之一，但不是會手腳冰冷的女性就是脾胃衰弱，而是脾胃衰弱是手腳容易冰冷的原因之一。

最後是肥胖，一般來說正常女性即使胖了也可以在調整飲食後健康瘦下來，但如果脾胃較弱的女性就會瘦得比較慢甚至進度停滯不前，這是因為脾胃功能過於虛弱會讓吃進去的食物堆積在體內難以消化，而且還會影響身體的新陳代謝，而人體如果新陳代謝過慢就會容易肥胖，所以一般來說脾胃虛弱的人體型都比較豐腴些。

所以脾胃健康對女性來說有多重要在此篇可見一般，所以在忙碌之餘可千萬別忘了照顧脾胃也是相當重要的一件事。

（二）養肝護腎不容忽略

肝臟是人體的生產工廠和新陳代謝的主力，為各種重要營養素提供儲存空間，包括糖原（儲存的葡萄糖）、鐵、銅和各種脂溶性維生素。

而我們不管吃入什麼食物都會被肝臟過濾，它能吸收並處理飲食中的營養成分、毒素、藥物、酒精與激素（賀爾蒙），而且除了過濾外，肝臟還有許多與血液有關的功能，在人體中扮演相當重要的角色。

再者要介紹的是腎臟這個為人體排泄廢物的器官，基本上體內代謝後的廢物或藥物大多都是經由腎臟排出，而腎臟除了此功能外還會幫助人體調節水分，維持體內水份的平衡，所以腎臟的健康對人體來說也不容忽視。

所以結合上述兩大器官的功用可以看出女性若要有好氣色，肝臟與腎臟的保養跟脾胃一樣不可輕忽，因為我們都知道體內累積太多毒素對人體有重大影響，而肝臟是解毒的器官，如果它不健康，體內毒素如何緩解？

再者，如果腎臟不健康，體內廢物又如何排出？

基本上在生活中我們有很多習慣對肝臟及腎臟都是有危害的，例如熬夜、運動不足、食用太多精緻澱粉、飲用太多手搖飲料等等，對肝及腎的影響都很大。

尤其肝臟是一個沉默的器官讓人容易忽略它的不適，等到發現時都已經有一定程度的損傷，所以要保持肝與腎的健康就要從改變日常生活的習慣做起。

早睡早起是基本配備這相信不用多加解釋，因為只要生活作息是正常且規律的，不光是肝與腎，其他器官的情況也會跟著轉好。

在中醫的說法中，肝膽經的氣血是在晚上 11 點到凌晨 3 點時運轉最為旺盛，所以如果在這個時間點內不休息的話，就會影響到肝臟的解毒功能，如此一來就容易引起肝氣鬱結或是肝火旺等症狀，進而影響到皮膚的新陳代謝不佳，所以也容易冒痘痘或是膚況變差，可見作息正常對肝臟有多重要。

至於腎臟如果出了問題容易產生的毛病也不少，

像掉髮、怕冷、夜尿、齒鬆、氣短、頭暈等等症狀，且腎臟不好除了影響它本身的功能外，對其他器官也會造成影響，所以如果發現腎臟似乎出了問題就趕緊上醫院檢查，有些毛病並不是靠自己判斷就可以交代過去，還是尋求專業的方法為佳。

然而說到這裡就一定要說說如何保養肝腎，畢竟這兩個器官這麼重要如果不懂保養，就算知道再多不懂保肝護腎的壞處也是莫可奈何。

首先從養肝先說起，在食物部分像蘆筍、韭菜、蒜頭、芝麻、薑黃、綠色蔬菜、十字花科蔬菜、堅果等等都對保養肝臟有益，但仍是那句老話切記任何食物單品都不宜過量，任何事太過都是不好。

而除了食物之外，規律的作息對肝臟來說幫助絕對是最大的，然後就是規律的運動且不暴飲暴食杜絕脂肪肝形成才不會產生病變，造成無法挽回的結果。

再來是腎臟這個人體廢物排除器官，對它有益的食物也不少，像黑芝麻、黑米、黑豆、洋蔥、香菜、黃豆、桑葚、葡萄等等，適量食用對保養腎臟很有益處。

當然除了飲食之外，在睡前泡泡腳幫助血液循環也對腎臟有益，且此舉還可以幫助睡眠及緩解女性在夜晚容易下肢感到寒冷的情況，著實好處不少。

總而言之對於肝臟及腎臟而言，規律的生活作息不要熬夜及注意飲食就是重點中的重點，畢竟身體只有一個，不管哪處壞了都讓人頭疼，只有好好保養自己的每一處才是王道。

（三）別小看貧血的嚴重性

比起男性，女性是更容易貧血的族群，在台灣約有高達百分之二十五的女性有貧血的毛病，原因在研究中顯示是因為台灣女性每天攝取的鐵質不足，幾乎都低於每日建議攝取量 15 毫克，所以在長期缺鐵的情況下就容易有貧血的問題。

而為什麼會說不要小看貧血的嚴重性是因為根據美國國家心肺血液研究院的研究資料指出，輕微的貧血基本上可能不會有任何症狀，但只要貧血的程度慢慢加重，像疲倦、衰弱、皮膚蒼白或皮膚發黃等等這些症狀就可能隨著貧血變嚴重而出現。

倘若一直置之不理，甚至可能出現昏眩、頭暈、莫名出汗、心悸、呼吸急促、莫名口渴，但這還沒結束，除了上述這些以外也有機率導致稍稍運動就腿部痙攣、心臟肥大、心臟衰竭或腦部及神經受損，真的不容忽視。

那麼問題來了，什麼情況稱為貧血呢？我們先來了解一下。

在人體血液中的紅血球是擔負著將氧氣輸送到全身的功能，所以若是紅血球的數量不夠或是血紅素過少就有機率會造成人體氧氣不足，這時候就會形成一個症狀就是「貧血」。

而根據台灣醫事檢驗學會提供的資訊來看，貧血的判斷以血紅素的含量及平均血球容積為根據。

在血紅素含量的部分，女性朋友要注意別低於 12 g/dL，而在平均血球容積的部分就比較複雜一些些，在數值小於 80fl 稱為小球性貧血，而數值大於 100fl 則稱為大球性貧血，至於介於兩數值之間就是正球性貧血。

小球性貧血常見的成因是「缺鐵性貧血」或是「地中海型貧血」（又稱海洋性貧血），而前者是在台灣女性中算是蠻常見的貧血原因。

至於大球性貧血則基本上可以分為兩部分，一是「巨芽球貧性貧血」，這種貧血引起的原因主要是體內缺乏葉酸跟維他命 B12 導致，比較好發於肝病患者或是惡性貧血患者身上。

最後是正球性貧血，這類貧血觸發的原因大略是「血色素異常」、「遺傳性紅血球細胞膜病變」、「內分泌疾病」、「腎臟疾病」、「骨髓造血疾病」等等。

然而上述說的只能算是貧血世界的其中一部分而已，貧血這個常見的詞彙形成及引發的症狀遠不止於此，所以我們更該知道的是如何預防或是改善貧血這個症狀。

首先，第一前提是如果感覺自己似乎有貧血的症狀，建議前去就醫做檢查確認，這樣才能找出貧血真正的原因，也才能用對的方法治療。

再者對女性而言要避免貧血這個毛病產生，飲食習慣絕對是很重要的一環，多攝取富含蛋白質、鐵質的食物能幫助改善貧血，像是肝臟、菠菜、肉類、魚類、奶蛋豆類製品等等。

除此之外補充維他命 C 及維生素 B12 可以幫助鐵質吸收及協助造血功能正常，所以適當吃些保健食品對人體也是有益處的，但要記得千萬不要道聽塗說，千萬不要只要聽到他人說什麼對人體有益就趕緊買來吃。

每個人體質不同，不一定他人覺得好的保健食品就適合每一個人，凡事深思而後行對身體才會有好的影響。

就像鐵劑這個人稱貧血好幫手的營養補充品，雖然有它一定的功效，但也要注意自己的體質是否合適，因為鐵質對胃部的刺激較大，而且要避免與制酸劑、茶類或是四環黴素一起服用，所以如果要服用鐵劑最好還是詢問一下醫師或專業人士比較妥當。

最後說到這裡還是要說明一下，其實貧血並不可怕，因為它是能夠用方法改善的一種症狀，只要別明知道它存在卻對它不聞不問，任由它慢慢變大變重到人體無法負荷的程度，那麼就沒什麼好懼怕的，只要戰勝它讓它消失就行了，如此一來擁有好氣色那天也指日可待！

（四）運動與花草功用不小

常聽到「活著就要動」這句話，也相信很多人將它奉為至理名言有些人卻對它嗤之以鼻，但不管對「運動」這兩個字是什麼定義，運動對人來說的確是一件很重要的事，這是無可否認的事實。

而對女性而言，運動其實有很多好處，就像「幫助控制體重」、「調節身心」、「增強體質」、「提高睡眠品質」等等，都是女性運動的好處。

但我們都知道運動的種類百百種，有緩和的有激烈的，也有在陸地上在水裡的，總之運動這項活動在人類社會已經被發展到一個非常蓬勃的程度，要怎麼選擇適合自己的運動又是一門學問了。

尤其對女性而言，可能有些真的過於刺激過於激烈的運動方式並不適合，貿然執行除了可能會對身體造成額外的負擔外，還可能因此受傷，所以在進行任何運動前都須衡量是否適合自己。

如果是原本不常運動的族群，千萬不要一開始就選擇劇烈運動來刺激自己，而是應該循序漸進，從緩和的運動開始喚醒自己的肢體，然後再慢慢進階，讓身體有時間適應。

至於到底有哪些運動比較適合女性呢？以下就簡略介紹一下。

首先是「瑜珈」這個本就很受女性青睞的運動，它源於古印度文化，對人體來說做瑜珈除了是一種運動外還有調節身心的功用，可以使人放鬆讓人平靜下來，在呼吸變得平穩的那一秒，也就是我們的心靈從運動得到療癒的時刻。

第二是可以增加心肺功能的運動，也就是「游泳」。

對女性來說游泳的好處非常多，首先是大部分女性都很關注的議題就是「減脂」、「減肥」，而不諱言游泳在這方面的幫助的確是有的，這是因為我們游泳時人泡在水裡，而水不僅阻力大，它的導熱效果好散熱效果也快，所以可以幫助我們更快消耗熱量。

再來要提到的運動是「慢跑」這個老少皆宜的運動，但慢走這個運動非常需要持之以恆，每天都要定下自己可以負荷的目標並達成才會有好效果。

但當然不是說只有慢跑這個運動才需要持續，而是每一項運動都應該不間斷進行，因為運動對人體來說就是一種保養，只要選對種類或方式，對女性身體來說也是最無害的一種呵護。

不過當然適合女性的運動自然不止上面這三種，像是「打羽毛球」、「跳繩」、「跳舞」、「健走」、「爬山」、「有氧舞蹈」等等，都是對女性來說很不錯的選擇。

而除了運動之外，這邊要特別提到的是花草茶對女性身體的幫助，因為食補永遠是人們不容忽視的一環。

第一是「玫瑰花草」，因為玫瑰花除了是情人節熱賣花朵之外也是一種珍貴的藥材，它味甘微苦性溫，最大的功效就是理氣解鬱還有活血散瘀及調經止痛，對於心臟血管和高血壓、心臟病及婦科有功效。

第二是益母草茶，益母草這位同學雖然味道帶辛帶苦，但它有活血、祛淤、調經、消水腫的效果，可以治療女性月經不調、產後血暈、瘀血腹痛、尿血、腫瘡傷。

第三是月季花茶，它的功用主要是調理女性肝氣不舒暢、氣血失調、經脈不暢導致的月經不調、食慾不振、噁心嘔吐等症狀，不過切記因為月季花茶有活血作用，血熱血虛者請勿食用，以免造成不良的後果。

第四是荷花茶，荷花除了可以活血止血清熱解毒去風濕之外，還有降血脂及調整血糖的功效，但脾胃弱及血壓低的女性就不建議食用。

第五是金銀花茶，它有改善習慣性便祕的功效，不僅清熱瀉水潤腸通便，還有消除小腹的功效。

第六是茉莉花茶，它的味道清香療癒，可以改善昏睡跟焦慮的症狀，對慢性胃病跟月經失調也有幫助。

第七是馬鞭草茶，它有強化肝臟代謝的功效，還可以鬆弛神經幫助消化改善腹脹，另外對偏頭痛也有幫助，但有一點要注意就是孕婦絕對不能食用，切記切記！

第八是百合花茶，它有清腸胃及幫助身體排毒的功用，還可以幫助改善便祕。

第九是洛神花茶，它有利尿、去浮腫及促進膽汁分泌藉此分解體內多餘脂肪的作用，但要注意洛神花本身偏寒，要食用前請注意是否適合自己體質，尤其血壓偏低者不宜飲用，且就算可以飲用一天也不要飲用超過 800c.c.。

最後是迷迭香茶，它除了可以促進血液循環及降低膽固醇之外，還有抑制肥胖、消除胃脹氣、增強記憶力、提神醒惱、減輕頭痛、改善脫髮等等功效，說來好處很多也要注意不能過量，因為一旦服用過量反而會有如嘔吐、皮膚發紅、子宮出血等等副作用。

所以其實不管是運動還是飲用花草茶，都應該選擇適合自己的方式及種類，倘若真不清楚就該詢問醫師，不要貿然聽了謠言或介紹就勇往直衝，因為人的身體是不能夠拿來開玩笑的，有時候一個莽撞的決定下遺留的副作用是我們無法想像的糟糕，還是謹慎為佳。

第四章
經期來了別擔心

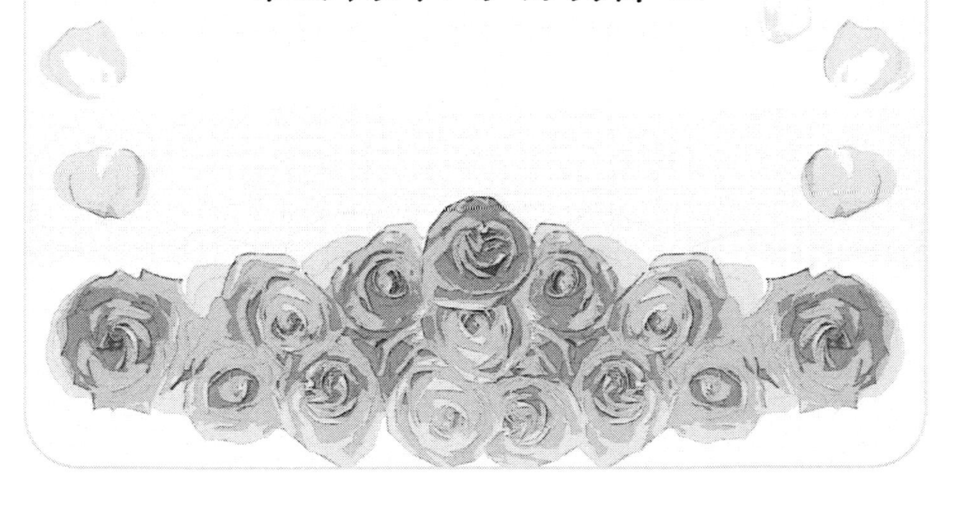

（一）經期飲食有禁忌

月經是一個讓女性又愛又恨的生理現象，倘若這位好朋友不來，大部分女性就會開始疑神疑鬼，有過性經驗的女性大抵就會開始猜測自己是否懷孕了，而確定自己不可能懷孕的女性則會開始思考自己的身體是否出了問題。

不過一旦這位朋友來了，經期不適感就毫不客氣來襲，有些人還會因為月經而有種被折磨得死去活來的感覺，所以才說這位好朋友對女性來說真是令人又愛又恨。

但月經畢竟是女性天生獨有生理現象，雖然心裡對它愛恨交織但還是坦然接受它比較好，因為它的存在不僅可以幫助促進造血功能、幫助判斷是否懷孕之外，對於是否罹患某些疾病也可以藉由月經是否正常來當成一種信號。

不過對某些女性來說，經期就是非常不舒服，甚至可以說在這位好朋友來之前幾天就已經開始非常煩悶躁動，總覺得有股什麼在體內隱隱要爆發了，但又有種無處釋放的感覺。

這種時候就要特別注意飲食，別再替經期火上添油，吃了不該吃的東西到時候又痛的難以言喻只想打玩偶出氣。

首先「乳酪類」的食物在這期間請盡量避免，因為這類食物會破壞體內鎂的吸收進而引起痛經，所以就算經期前忍不住吃了，經期期間還是盡量避免為佳。

第二是「螃蟹」，這位朋友因為性質偏涼性，而女性在經期時忌諱吃生冷寒涼的食物，所以如果真的很愛吃螃蟹，還是等到經期過了之後再食用吧。

第三是「冷飲」，這一個禁忌相信很多女性都知道但有時候總是覺得很難辦到，尤其是夏天炎熱，月經來訪更讓人悶熱煩躁，這時候如果來一杯冷飲簡直是天堂，但月經期間如果飲下過於生冷冰涼的食物，不僅會有礙消化還會損傷人體陽氣導致體內寒氣產生，就會使經血排出過程不順暢，排出量減少不說，疼痛也可能藉此來訪。

第四是「綠茶」這位平常喝對身體還不錯的朋友，但在女性經期期間卻不建議飲用綠茶，這是因為在經期時經血中血紅蛋白、血漿蛋白與血色素的含量較高，所以女性在經期過後會流失大量鐵質應該要多補充才是，但偏偏綠茶中含有妨礙腸道黏膜吸收鐵離子的物質之外，還會引起情緒不穩方面的問題，而且還會消耗我們體內儲存的維他命 B，破壞體內碳水化合物的新陳代謝，所以在經期期間還是先避免喝綠茶為佳。

第五是「酒」，這邊說的不單純是喝酒而是在經期期間一切含酒精的食物飲品都要避免，因為它會消耗身體內維生素 B 及礦物質，而且食用過量的話還會破壞碳水化合物的新陳代謝及產生過多的動情激素，對經期間的女性可說是不甚友善。

第六是「汽水」這位同學，會把它單獨拉出來說是因為有些平常就很喜歡喝汽水的女性在月經期間會出現疲乏無力及精神萎靡的狀態，其實這是鐵質缺乏的象徵，而會如此是因為汽水這類飲料多半含有磷酸鹽，會跟體內的體質產生化學反應使鐵質難以被人體吸收，而且汽水中的碳酸氫鈉會和胃部中的液體融合，降低胃酸的消化能力和殺菌能力，還有可能會影響食慾。

第七是「柿子」這項水果，因為它含有鞣酸容易與鐵結合進而妨礙人體對鐵的攝取，而女性在經期期間因為流失大量血液需要補充鐵質，所以柿子還是盡量避免比較好。

第八是一切「含咖啡因的飲料」，因為咖啡因會使乳房脹痛，還會引起焦慮易怒讓人情緒不穩，同時它也會消耗我們體內儲存的維生素 B，破壞碳水化合物的新陳代謝，所以在經期時也是避免為佳。

第九是「酸辣食物」，這邊說的是口味，因為在經期期間飲食不宜太過刺激，應以清淡為主，所以酸辣類食物應當避免。

最後是「過鹹食物」，這項食物其實就算不是在經期也建議多注意不要過量，因為長期吃過鹹食物對人體的影響很大，而對女性來說，如果在經期前吃鹹食過量，經期時就容易出現水腫頭痛的毛病。

以上就是女性來月經前或經期期間不建議食用的食物及飲品，而當然這一切都只是建議僅供參考，但不得不說在經期間女性如果能對自己多上心一些，或多或少著實還真能少遭一點罪，畢竟月經對女性來說地位還是不一般的，為了走入女神殿堂還是多關照它一點才好。

（二）經痛舒緩有方法

經痛是一種對某些女性來說痛起來就是會滿床打滾想飆髒話又很想直接一頭撞在棉花上把自己埋了的折磨。

而且因為經痛是女性獨有的疼痛，所以當正處於痛到不行階段的女性只要聽到男性一句語氣涼涼的「真的有那麼痛嗎」時，通常都會興起把對方一把掐死的念頭。

當然上述只是開玩笑，但也可以就此看出經痛對女性是種多大的不適及困擾，但有趣的是竟有個說法是說「月經來會痛才是好事」，這到底是真是假，所謂好又是好在哪裡呢？

基本上沒有所謂好不好，月經期間會感覺疼痛或沒有感覺都是正常，沒有一定要痛或不痛才是好事，因為每個人體質不同。

但如果感受到的痛楚非同一般，強烈到讓人心驚的話，這時候就不該忍耐趕緊就醫，因為這可能不是單純的痛經而是身體出了毛病，而且通常是與子宮有關，絕對不可輕忽怠慢。

不過在正常範圍來說如果有痛經，就是一種正常的生理現象，被稱為「生理性疼痛」，而除了疼痛之外還可能伴隨一些其他症狀，例如噁心、嘔吐、腹瀉、頭痛、腹部脹悶等等。

而會如此的原因是因為在月經來時，女性的子宮會分泌一種前列腺素誘使子宮開始收縮，如此一來經血便會排出，而這種前列腺素其實就是造成子宮疼痛的原因，而且它對腸胃道也會有刺激，也會引起頭部血管不正常收縮，所以才會有上述那些症狀。

那麼既然大略了解了經痛的原因，接下來我們就來瞧瞧到底有哪些方法可以舒緩經痛的痛苦。

首先是最多人知道的方法，就是多喝溫熱飲品，如熱水、熱牛奶、熱豆漿等等，都可以幫助緩解經痛。

像熱牛奶因為含有鈣質而女性在經期時因為子宮收縮造成不適，這時候就需要具有舒緩肌肉組織效果的鈣質來幫忙紓解不舒服。

另外吃些堅果或是魚油等等也會有幫助，因為其中含的不飽和脂肪酸可以幫助調節經期因前列腺素分泌而引起的發炎疼痛症狀。

還有就是睡眠時間要充足，而且要讓自己放鬆下來，因為身體上及精神上所產生的壓力也會讓經痛的症狀加劇，必要時可以熱敷下腹部減緩疼痛。

再者就是可能有些女性在經痛發生時會選擇吃些甜食或是高熱量的食物，這自然可以理解，但如果要比解痛效果，其實吃些含有維生素 E、B1、B6 或含鎂、鋅的食物會更好。

除此之外含有 Omega-3 脂肪酸的食物也很有幫助，都可以幫助緩解難耐的經痛，讓度過經期不再那麼痛苦。

然後要提到的是「止痛藥」，這個藥品可能是某些女性族群在度過經痛時的最大幫手，但也有人會擔心如果長期服用止痛藥是否會對身體造成不良的影響甚至產生藥物耐受性，也就是吃多了結果讓藥物對自己身體無效的意思。

其實基本上以常理而論一個月如果只有幾天服用止痛藥並不會產生耐受性這個問題，所以女性朋友在服用止痛藥的時候要注意的點是服用的頻率以及服用的時機點。

如果真痛到受不了需要服用止痛藥，也最好在經痛發生後盡快服用，如果是已經痛到非常嚴重的程度才服用，那藥效可能也會因此大打折扣。

而最重要的一點就是不要把服止痛藥養成慣性，習慣性依賴著止痛藥度過每一次經痛，再怎麼說也應該試著尋求其他方式舒緩，因為畢竟藥品大多都有不同的副作用，只是看對人體影響的程度有多大而已。

總體來說其實女性朋友如果可以平時就多注意身

體保養，溫柔地照顧自己的身體及五臟六腑，認真看待子宮對女性的重要性並加以呵護，那麼或許在面對每個月都會來的好朋友時，會從愁眉苦臉變成帶著微笑呢！

（三）月經失調怎麼辦？

首先，在談到解決辦法之前我們先來了解一下何謂「月經失調」，因為可能在某些女性朋友的認知中自己並不屬於這族群，可實際上或許早已被囊括在內而不自知，所以根據以下的說明或許可以拿自身情況對比判斷一下，自己到底是否屬於月經失調的一分子。

基本上月期失調其實算是女性蠻常見的婦科疾病，以最簡單的字句來解釋就是女性月經的週期、經期天數不正常，又或是出血量異常等情況。

一般來說正常的月經週期約 28～35 天，每次經期約 5～7 天，出血量正常不會超過 80c.c.，所以如果週期超過 40 天或提早 20 天，又或是經期少於 2 天或超過十天，還有出血量多於 100c.c 都不算正常狀態，千萬不可輕忽月經異常對女性帶來的影響力。

而導致月經失調的原因有很多，像是子宮出問題（例如子宮肌瘤、子宮頸感染、子宮內膜增生等等）、甲狀腺疾病（亢進或低下）、女性荷爾蒙分泌不正常、心理因素、減肥方式太過激烈等等，都會造成月經失調，因為女性的身體是很奧妙且纖細需要呵護的構造，倘若不懂好好愛護自己，那麼這位本該每個月都來報到的好朋友有時候就會選擇不到。

而且月經失調帶來的問題不僅是字面上看起來那般簡單，因為失調而引起的併發症如多囊性卵巢症候群或子宮內膜癌等等，都是讓人聞之心驚膽戰的疾病。

所以女性朋友如果發現自己的月經週期、經期或出血量不對勁，首要還請先前往就醫，透過醫師專業的診斷來找出原因，切勿自己下判斷以免耽誤治療時間。

除此之外對月經失調有幫助的方法和食物也不少，以下就一一列舉，不過前提是要選擇自己適合的，而不是人家說好就什麼都好。

第一是「保持心情愉快」，這句話聽起來雖然有點像廢話，但實際上卻是真的對月經失調有幫助，所謂心理影響生理是有一定道理的。

另外如果在經期期間有下腹部脹滿、乳房脹痛、疲倦、嗜睡、輕微腹瀉、易怒易憂鬱、腰痠等等症狀都算是在正常範圍內，有些人會因為這些症狀而感到過份焦慮跟緊張，進而影響到身體狀況，所以才會說保持心情愉快對身體很正常，因為它是真的對人體有一定的影響力。

第二是「經期少吃生理或刺激性食物」，這點相信很多女性朋友都知道但是有時候就是做不到，尤其是在炎熱的夏季，不喝點冰涼的飲品實在有點對不起自己。

不過相對於男性來說，女性的身體食用過多生冷或刺激的食物就是會對體內造成影響，而且除了少吃生冷或刺激性的食物外，不管是經期或平時都要多喝開水，保持排便順暢，讓體內的代謝良好，如此一來對於調整月經失調方面才會有幫助。

第三是一些建議可多食用的食物，像是「蓮藕」、「茄子」、「羊肉」、「雞肉」等等，都是女性朋友可以多加選擇食用的食物。

首先蓮藕它有大量的維生素 C 及維生素 K，而且還有豐富的食物纖維及單寧酸，很適合經血量多或經期提前的女性朋友食用，對體弱較弱者也有滋補的作用。

再者是茄子，因為它具有清熱活血、消腫止痛的功效，所以會痛經的女性朋友可以考慮多吃茄子，會有幫助調理的功用。

然後是羊肉、雞肉，這兩種肉類各自有各自的好處，像羊肉一向被視為比較滋補身體的肉類之一，而它確實也有其療效，因為它味甘性熱，可以祛寒補氣血還有開胃健脾的功效，所以對經血不調有著一定程度的幫助。

至於雞肉則是可以健脾胃、活血脈、強筋骨，所以如果是擁有畏寒怕冷或是時常頭暈心悸、感覺疲倦無力、貧血、月經不調、水腫等等症狀的女性朋友可以多吃雞肉，而在雞肉中更是有一種很多人都知道的特殊種類對人體有助益，那就是烏雞（又稱烏骨雞或武山雞）。

烏雞是滋補身體非常好的聖品，它對女性的月經不調或白帶過多有療效，而除此之外它還含有大量的微量元素鐵，有滋陰補血的作用，所以女性食用它對身體可以得到很好的助益。

還有就是要注意的是不要讓自己太勞累，而且不限於在經期期間，但必須說在經期期間太勞累的影響還是比平時大，因為身體過度勞累會影響器官的功能及運作，所以如果情況允許，還是建議女性朋友在晚間 11 點前入睡，讓肝臟得到徹底的休息。

因為養肝血對女性來說非常重要，肝血只要不足就會影響到經血量，而且皮膚也會因此變得粗糙或暗沉，甚至長斑長痘痘也不在話下。

而當然，就像前頭說的，有問題還是先就醫為佳，自己妄自猜測而胡亂進食甚至服用保健品或藥物對身體並沒有什麼幫助，而且還會造成內心不安或因亂吃進而讓出狀況的身體狀況加劇。

（四）其他症狀怎緩解？

女性朋友在經歷月經時除了會有痛經、小腹脹悶、胸部脹痛等症狀外，其實還有一些朋友會有其他的症狀，接下來我們就來看一下還有哪些。

在月經來之前有些人會在前一至兩個禮拜就會有感，會有一些類似如倦怠、全身痠痛、四肢水腫、沒有食慾或食慾過剩、莫名感到壓力與緊張、頭痛頭暈、四肢無力、噁心想吐、注意力不集中等等，而這些通常被稱為「經前症候群」。

而這個「經前症候群」目前發生的確切原因尚不算很明朗，不過有些研究報導指出，最主要的原因應該還是女性荷爾蒙的「雌激素」和「黃體素」在人體內的起伏不定才造成身體適應不良，然後引發一些症狀。

基本上經前症候群這個症狀大部分都是在女性身體排卵時才會發生，然後也有一些研究顯示容易好發在 25~35 歲間的女性,而且也不一定是每次都會發生。

另外有一些情況的女性朋友也比較容易會有經前症候群，像是體重常常起伏不定且飲食不均衡又抽菸喝酒者、長期缺乏運動或壓力特別大者、曾經流產或有產後憂鬱症者、有憂鬱症、焦慮症者、母親或姊妹也有類似症狀者等等，這些族群的情況會讓經前症候群較容易被誘發出來，而如果情況嚴重還是就醫甚佳，不要獨自承受造成更壞的結果。

然後營養不均衡或維他命 B6 不足、甲狀腺分泌失調、缺鈣、壓力過大、睡眠不足等等情況也有可能較容易觸發經前症候群，至於緩解的方法這邊就不提及醫療治療方面，只單說一些可以自我療癒的方法。

首先是「調整飲食習慣」,要避免攝入過多太鹹太甜及生冷的食物，也要避免高脂肪及油炸食品，另外咖啡、冰品也要酌量食用。

當然，不是什麼都不能吃，人生在世什麼都不能吃實在很痛苦，但吃得太過太猛自然也不是好事，或許吃時我們並未感覺到任何不適，但其實壞處都是悄悄累積起來的，通常都會等到某一個時刻有個觸發點一次爆發，所以不管是想吃什麼想喝什麼都要適量，而且要斟酌自己的身體到底能不能接受又或是適不適合。

再來是「補充營養」的部分，對女性來說補充鈣質是相當重要的，尤其到了一個年齡層之後，體內鈣質的流失速度會加快，而鈣質的補充對緩解經前症候群也有一定的幫助。

因為鈣質可以幫助對抗焦慮及穩定肌肉神經系統，所以才會有減緩症狀的功用，但是有學者叮嚀若是想藉助補充鈣質這個方式舒緩經前症候群最好只在月經前幾天補充，每天建議補充大約 1200 毫克，且因為補充鈣質時較容易便祕，所以最好在補充鈣質的同時也多喝水讓腸道順暢。

這裡要特別注意的是每天鈣質攝取量不可超過 2500 毫克，要不就不是補充營養而是對身體造成莫大的負擔了。

再來是補充維他命 B6 和其他身體所需成分，這部分因為現在市面上保養品種類五花八門，雖然補是要補，但還是要慎選，看清楚標示及作用，才是對自己身體好的一種方式。

另外要提到的就是上一章最後一篇也提過的「運動」，畢竟運動對人體的幫助很大，每周三次，每回三十分鐘的運動對人體很有益處。

但若是真的很不喜歡運動，也要學習如何讓自己的身心放鬆，別讓自己一直處於異常緊繃的狀態，學著放空、冥想、吐納，或甚至借助外力去做個精油按摩、指壓按摩等等，也是不錯的方法。

總之就是想法子讓自己靜下來放鬆下來，如此一來就會發現某些很困擾自己的症狀會慢慢消失，人也會變得輕盈許多。

這裡提到的輕盈並非體重減輕，而是心理負擔在自己的努力下獲得催化溶解，是一種心靈暢快身體跟著輕盈的感覺。

而提到放鬆就不得不說作息這個方面，畢竟現代人因為壓力大或工作繁忙所以作息都很亂，但作息混亂對女性來說其實很傷，所以如果可以將作息調整正常，在經前再配合各式讓自己放鬆的方式，對經前症候群也會很有幫助。

說來經前症候群可能困擾著很多女性，但既然是個可以試著解決讓自己不再那般困擾的問題，有時候就提起勁多鼓勵自己吧。

或許一開始改變會覺得好像比這鬼症候群還煩人且麻煩，但這種改變是好的這一點總是無可否認的，為了自己可以「來前不煩燥，月月都順暢」，就鼓起幹勁把自己的壞習慣都改掉吧！

第五章
更年期來了該怎麼辦？

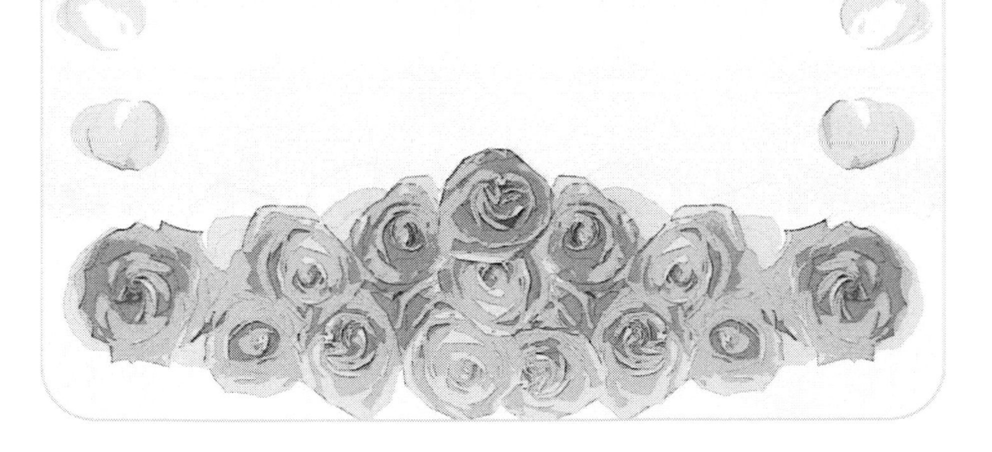

（一）認識更年期

對每個人來說一生中應該都有幾個不願意面對的時期，而對女性朋友來說，「更年期」應該就是其中之一，因為這個階段的到來代表年齡已經步入另一個階段，身體狀態也來到另一個層次。

說白一些殘忍一些其實就是年紀大了所以更年期就來了，而且這位朋友來就來，帶來的症狀可不少，在每個人身上持續的時間長度也都不太相同，搞得大夥兒歡迎它也不是不歡迎它也不是，因為歡迎它就是承認自己老了，不歡迎它的話它還是會來，總之尷尬得很。

不過就像上述所言，就算不想面對更年期的到來，但它還是會在某一個時間點來訪且住上一陣子，所以我們就來瞧瞧如果這位朋友來了到底會發生什麼事。

基本上更年期是我們生命中自然轉變的一個階段，以女性朋友來說會發生的年紀大約是在 45～52 歲之間（以概率而言），至於會發生什麼症狀則是因人而異。

首先最有感的應該是「月經」這方面的問題，一旦進入更年期之後，月經的周期或天數以及血量就會變得不規律，這是因為體內內分泌正在改變而導致，而我們都知道其實月經會走到一個最後的終點就是「停經」。

再來是「熱潮紅」及「盜汗」，這兩症狀通常是連接在一起的，是由於體內賀爾蒙的分泌產生了變化導致血管忽然收縮或放鬆，體溫也會因此而突然上升，所以就會感覺到臉部、頸部及胸部有悶熱不適感且會有盜汗的現象發生。

還有人會有「心悸」或「呼吸困難」這種症狀，但通常持續的時間不長，幾分鐘之內就會恢復。

再者是感覺腰酸背痛，這是因為體內女性荷爾蒙減少連帶骨質密度也跟著降低，所以關節處就缺乏支撐力，還有腰部臀部骨頭旁的肌肉力量也有減弱的跡象，腰酸背痛就此來報到。

接著如果在更年期感覺到時常「頭痛」、「頭暈」不用太慌張，這也是更年期可能會發生的症狀之一，很多人會在清晨時出現頭痛、頭暈的現象，也有些人是在剛站起來或站立時突然感到一陣暈眩。

另外「皮膚乾燥無光」也是更年期會發生的情形之一，這是因為體內賀爾蒙分泌減少，所以皮膚就容易變得很乾燥無光澤感，有種乾巴巴的感覺。

「失眠」也是更年期會發生的症狀之一，因為進入更年期的某些女性發生潮熱跟盜汗的情況會是在凌晨時分，而在這個時間發生這樣的情況肯定會影響到睡眠品質，再加上如果白天是忙碌無法放鬆的情況，等於是日夜都無法好好休息，對身體會造成負擔。

還有是「情緒」方面的問題，大抵很多人都會聽過一句玩笑話叫做「他又來了，別理他啦，他可能更年期來了」之類的話，但雖然說是玩笑話可實際上人在更年期的時候性情的確容易改變。

可能以前脾氣很好的人在更年期時就變了一個人，又或是明明以前是個不拘小節的人結果一到更年期就對什麼事都很敏感，像這類的事件其實聽過很多並不是個案，所以由此我們可以看出更年期的的確確會對人的情緒或者說是性情造成影響。

這邊要特別提到的是更年期到來之後會有一些比較讓女性覺得無奈且不想面對的症狀，例如外陰搔癢、性交疼痛、頻尿、尿道容易發炎、陰道分泌物減少、毛髮脫落、乳腺萎縮及鬆弛、眼結膜乾澀、老年斑、出現皺紋、口腔鼻腔黏膜乾燥等等，有種族繁不及備載的感覺。

而或許也是因為更年期會發生的情況太多樣讓人聞之卻步卻不得不面對，才會有人對更年期三個字特別敏感，聽到就覺得不舒服，恨不得自己這輩子都不會遇到這個時期。

但很不幸的是更年期就是大部分人的人生必經過程，只要到了差不多的歲數它就會不請自來，有的人甚至覺得這位朋友連招呼都不打就登門入室真的很沒禮貌。

不過就像上頭所說，這個時期就是人生一個過程，與其用消極的態度面對倒不如開心度過，千萬不要認為更年期一來就是自己老了沒用了，而是應該視為人生另一個開始。

畢竟有句話叫「人生七十才開始」，而更年期發生的期間是 40 多歲到 50 多歲，對七十歲的大人來說，這些人還只是小孩子呢！

（二）該怎麼調適心理變化？

可能對某些人來說，在更年期面對一切改變時都會很不習慣，尤其對女性來說年華老去本就是一件很不想面對的事，這時如果再加上身體變化產生的不適感真的會令人很崩潰。

就拿月華來說吧，在年輕時她是位個性爽朗且活潑的姑娘，後來結婚生子的時候她的個性逐漸變得溫柔嫻靜，不管丈夫還是孩子甚至是其他家人她都自有一套與之相處的方式，所以在他人眼中月華的生活很歲月靜好令人稱羨。

不過可能連她自己也沒料到自己步入更年期之後似乎一切都變了。

一開始她並沒有察覺自己已經進入更年期，只覺得好像很容易流汗而且有時候流得很誇張，半夜起來上廁所的次數也變多了，還有就是感覺老是心浮氣躁靜不下來，連跟回娘家的女兒多聊幾句都覺得莫名有些不耐煩。

當然這時候的她還算能克制自己，但到後來是連旁人都開始覺得她很不對勁，一點點小事就可以嘮叨很多天，感覺對任何事都很敏感，一不順心就擺臉孔出來給大家看，原本很有耐心這項優點也在此時消失殆盡。

月華變了大家都感覺到了，但卻沒有人想到是她迎來了人生一個很重要的階段，只覺得可能以前的她只是壓抑著自己，現在是不想再忍所以爆發出來。

但問題是回想以前她其實因為本就很八面玲瓏加上跟丈夫很相愛所以也沒受過什麼委屈，那麼現在這個情形是為什麼？

這一點讓月華的女兒華倩感到相當疑問，因為她不懂母親到底怎麼了，直到她的同事提醒她才恍然大悟也算後知後覺的認真思考，想著母親應該是更年期到了。

身為女兒，華倩沒有因為已經出嫁而把問題丟給家中的父母或哥哥弟弟，因為她知道女人比較懂女人，而她跟母親關係一向很好，所以這件是由她來跟母親說明應該是最合適的。

當然一開始的溝通自然是不順利的，因為月華不願意承認自己老了，什麼鬼更年期是要步入老年才會有的東西，她覺得自己還年輕，並不願意承認自己邁入更年期，反而反駁女兒說自己只是最近睡不好所以有點敏感比較容易生氣而已。

不過如果前一篇有細看就會知道，失眠其實也是更年期的症狀之一，知曉這點的華倩並沒有放棄，反而笑著拉起母親的手說了一句：

「您以前都告訴我跟哥哥還有弟弟說遇到事情要

面對，逃避不是辦法不是嗎？」

就這一句話讓月華呆住了，她愣愣看著眼前乖女兒很久，最後忍不住深吐了一口氣，這才冷靜下來思考自己的身體是否真的在步入下一個階段。

結果答案當然是肯定的，而既然知道了答案下一步就是要不要面對又或者說怎麼去面對。

不過還是那句老話，不想面對也得面對，逃避不是辦法也無法解決問題。

其實面對更年期在情緒上的調節比對身體的調理還來得重要，而且如果心情調整好了對生理方面產生的變化也會很有幫助。

所以我們才會老是在電視、報章雜誌或是網路上看到有關更年期的訊息時，都會發現好像說來說去都叫人要保持心情愉快，這並不是一種敷衍的勸說，而是真的是一種度過更年期的方法之一。

而且除了本人之外，旁人的陪伴也是很重要的，因為有些人在經歷更年期的時候會特別低潮抬不起勁，覺得好像天塌下來了還沒人幫忙一起撐著，這時候如果能有家人或朋友耐心的陪伴，效果會比什麼都好。

只是我們都知道邁入更年期的人情緒真的很不好掌控，所以如果要陪伴他們度過的話，有時候可能需要比以前更多的耐心與更多的關心，如此一來才能讓他們好好度過這個人生關鍵時間。

因為說實話，他們很可能自己也不知道自己為什麼會這樣，情緒起伏之大也是他們自己沒有預料到的，所以需要更多包容。

而話又說回來，對於本人來說這個難熬的時刻除了需要有人陪伴之外，自己的心態正不正確也是相當重要的，要自怨自艾還是積極陽光都看自己。

歲月漸逝青春慢慢遠去本就是每一個人都會經歷的事，如果一昧逃避不想面對事實，不願意承認自己已經來到人生一個重要階段，那麼在這種時刻吃再多滋補滋養的東西都沒用，因為心放不開吃什麼滋補品都會大打折扣，只有坦然面對並告訴自己一切才剛開始，人生的下半場還有一堆好戲等著自己去看或親自上場，如此一來緊綳的身體就會有種鬆開的感覺，心也跟著輕鬆多了呢！

（三）該怎麼應付生理變化？

繼上一篇說到了更年期心理變化的話題後，這一篇的重點就是在「生理變化」這個部分了。

而在此章第一篇也提過了更年期會產生的一些生理變化，因個人體質的不同會產生的影響也不一樣，當然對每個人生活上造成的困擾也不相同。

首先，如果更年期造成的不適已經嚴重影響到日常生活，那請先去就醫不要猶豫，通常醫師會開一些藥物讓症狀緩解。

不過我們都知道，即便藥物再有用，但在有些疾病或症狀上如果可以拋開藥物用其他一些方法克服，其實對人體是比較溫和的。

但到底要怎麼做才對，這邊提供一些方法提供參考。

第一是「雌激素」的補充，這方面除了醫師開的補充品外，其實從食物中獲取天然的雌激素也是很好的選擇。

在食物中類似雌激素的元素是異黃酮素、木酚素、豆香雌酚等等，含有這些元素的食物有一定效果可以降低更年期因為雌激素減少或過少帶來的不適及影響。

在異黃酮素這方面像黃豆、毛豆、黑豆等等豆類以及其製品都是異黃酮素很好的來源，而在這方面其實也早有一個說法就是多吃「黃豆製品」例如豆腐之類的食品對女性很有幫助，現在看來大抵就是因為異黃酮素對女性很友善很有幫助吧。

木酚素則是可以在芝麻或十字花科蔬菜裡攝取到，然後芽菜類則是富含豆香雌酚，以上這些食物都對更年期到來之後的生理變化有緩解作用。

而除了豆類、十字花科蔬菜、芽菜類之外，像是杏乾、棗乾、李子乾這三位朋友乃植物雌激素含量最高的乾果類，只要多注意市售的成品含糖量是否過高及食用不要過量，這三位也會是女性很好的幫手。

還有就是大蒜，雖然很多女性不敢吃大蒜，但不得不說大蒜對人體的益處還是很大很廣的，在女性更年期這個部分，大蒜可以提供的協助就是它可以幫助減少因為缺乏雌激素而產生的骨質流失，可說是助益頗大，所以還是建議可以嘗試一下，用自己可以接受的方式食用。

再來是漿果類，像草莓、蔓越莓、覆盆子等水果也都含有植物雌激素，而如果不喜歡直接吃也可以自行開發其他吃法，讓自己藉由自己可以接受的方式吸收這些營養，畢竟有些營養人體真無法自行形成又或者是失去了就不會再回來，所以藉由外力補充還是很重要的。

第二要說到的是更年期因為失眠造成的後果有可能是脾氣變暴躁或引起高血壓之類的症狀，基本上如果可以，應該減少攝入含咖啡因的飲品或食物，除了避免影響睡眠品質外，咖啡因的攝取其實會影響雌激素的平衡，所以並不建議。

第三是多接受「日照」，因為人類在日照下會產生維生素 D，可以提高免疫力，這種免費的好處應該好好利用，但絕對不是在日頭毒辣的時候直接站在陽光下曝曬，而是選擇適合的時間點並盡量每日規律地接受日照，對身體才有益處。

另外在選用烹調使用的油品方面其實也有講究，一般來說像橄欖油、芥花油或是苦茶油都很適合用來烹調食物，但要記得油量不宜過多，以清新爽口的口味為主。

還有多吃富含膠質的食物也可以延緩關節老化，如海蔘、蹄筋、海蜇皮、雞爪等等食物含膠質量都挺豐富，基本上很多稠稠或黏黏的食物大部分都是含有比較多的膠質，但當然不是全部，如不確定還是查詢過後再食用比較妥當。

吃含有核酸的食物則有延緩老化的作用，像核桃、菇類、木耳等等，都可以對延緩老化提供助力。

而除此之外補充鈣質及鐵質也是相當重要的，在這個部分可以多吃莧菜、番茄、九層塔或是喝適量的低脂乳或是脫脂乳來補充鈣質。

總之在這個時期，蔬菜與水果的攝取還有其餘必需營養部分的補充絕對不可馬虎過關，盡量以低脂、高鈣、清淡少油及多攝取天然雌激素的模式來進食，而且要記得出去曬曬太陽散散步，這樣一來或許就會覺得更年期沒那麼難渡過。

不過老實說這篇雖然談的是更年期的生理變化，但其實對很多人來說還是心理這關過不去，還有人會因此自暴自棄，覺得「更年期來就來了，隨便它要把自己怎麼辦，反正更年期出現就是代表自己老了沒用了，毛病才會這麼多。

如果真這麼想，那麼說真的吃再多對身體有益的食物也不會有太大幫助，因為這種情緒會對身體造成壓力，而這個時期最不需要錦上添花的東西就是壓力。

不管是明擺著的壓力還是暗戳戳給自己的壓力又

或是自己都沒察覺的無形壓力，對更年期都不是好的影響，雖然說要徹底釋放所有壓力並不容易，但至少不要在這種時期還尋找更多壓力給自己，讓自己在度過更年期更加辛苦及痛苦，而是該學著善待自己，不管在生理上還是心理上都應該對自己好一點，而不是陷在逃避海洋中不可自拔。

（四）熬過不適期也要繼續善待自己

捱過了更年期的不適後，千萬不要從此對自己的身體就放鬆警惕，因為過了更年期代表人體許多器官已漸漸步入衰弱的狀態，所以如果又疏於保養呵護，那麼老化的情況就會加速進行。

這並不是危言聳聽而是在我們的人生中會真實發生的事情，如果真的很在意這件事，那就絕對不要掉以輕心，以為過了更年期就萬事 OK。

實際上女性在經過更年期的洗禮後，身體狀況已然與年輕時不盡相同，所以在很多方面就不能以用以前的方式對待自己，重點就是「並不是」熬過更年期就會一切恢復往昔，我們要做的就是去適應一切的改變，而且找出適合這個時期的保養方法，讓自己不會被淹沒在時間的洪流裡。

首先可能已經經歷過更年期的人會很有感的是自

身在「體重」上的改變，這是因為更年期後雌激素下降，所以造成身體在儲存脂肪的方式及部位會有所改變，這樣的情況可能帶來的影響就是腹部容易囤積脂肪，雖然基本上並不會引起太大的健康問題，但對於很重視身材的人來說，這種時候就需要多運動多鍛鍊來抵抗這種改變。

再來就是乳房形狀可能會有所改變，但這一點其實也跟自身平時對待自己身體的習慣有關，若是平時並不注重乳房保養，那麼改變也是遲早的事。

第三是骨質快速流失的部分，基本上其實女性在 35 歲以後骨質就會流失得很快，而在絕經前一年會流失得更快不說，變薄變脆的骨骼結構還容易骨折，這時候比較建議諮詢一下醫師是否有比較好的方法來獲得改善。

第四是頻尿，這是因為更年期後尿道內膜會變得乾燥及鬆弛，這就會導致頻尿，或者是在咳嗽、大笑或用力時會漏尿，這方面建議可以做一些鍛鍊排尿部位肌肉的運動，當然也可以尋求醫師的幫助。

第五是心臟病的風險會提高，這聽來有點可怕，但卻是有可能發生的事，因為雌激素水平降低會提高心臟病發作的機率，甚至還會牽涉到中風或其他心臟方面相關的問題，建議維持優良的運動習慣及持續均衡飲食來維持身體健康。

第六是皮膚變化，這方面大概是女性最不願意碰到的改變之一，但很不幸這個問題卻是最容易讓他人察覺自身變老的徵兆之一，因為年齡增長肌膚會在歲月的催化下產生皺紋、細紋、斑點等等，還容易過於乾燥或是發癢，總而言之相當困擾，這時候請記得多喝水並適度塗抹一些對於此狀態有益的乳液或保養品，另外與第五項同樣，運動和吃食方面也不能忽略才是。

另外在體型方面比較有可能發生的情況是由梨形身材轉變為蘋果型身材，也就是說在更年期之前重量集中的部位是腰部以下（臀部與大腿），而在更年期之後重量則是會轉移到腰腹部位，所以有些人會發現過了中年之後肚子或小腹越來越大又或是腰變粗了，這都是人步入另一個階段可能會有的改變。

最後像是情緒變化、眼睛形狀改變等等，都是更年期過後可能會出現的情況，有些改變或許細微到讓人幾乎無法察覺，有些就給人有種翻天覆地的感覺。

但就算如此也請不用太過驚慌，只要保持正確的心態去面對，不要因為人生步入另一個階段就垂頭喪氣，挺起胸膛樂觀邁開下一步，相信不管是什麼情況都能漸入佳境才是！

第六章
還需要知道的事

（一）體內達成平衡很重要

對人的身體而言，很多數值過高不好過低也不好，達到一個平衡才是最好，但我們也知道其實說來簡單不過體內數值真要達到完美平衡並不容易，因為在很多因素影響下，身體的某些數值很容易飆升或驟降，這也是造成人不適甚至生病的主因。

那麼重點來了，到底要如何才能讓身體內部達到平衡進而減少不適或生病的機率呢？

這裡要提到的是「新陳代謝」，畢竟對人體而言新陳代謝這件事是相當重要的，新陳代謝若是不好那麼毒素就容易在體內堆積，而體內一旦累積太多毒素對人體就會造成不同程度及不同症狀的影響。

基本上新陳代謝倘若不好大略會有一些症狀出現，例如：時常感到疲勞、皮膚乾燥無光、指甲脆弱易斷、經期異常、便祕、常感冷意來襲、頭髮易掉、記性變差、時常頭痛等等，這些都是代謝不好容易出現的症狀。

當然出現這些症狀不一定是代謝不好，但如果有症狀就該多注意自己的身體，就算不是代謝不好也可能有其他的毛病。

而代謝不好要如何改善呢？

第一是「多喝水」，這件事是每個人如果願意一定能做到的事，尤其如果是在早晨起床時喝下一杯溫開水對人體會很有幫助，但很可惜的是喝水這件事被很多人視為一件痛苦的事，一來是因為水沒有味道會喝不下去，二來早晨起來匆匆忙忙並不會記得喝水，三就是周邊的誘惑太多，對自己的肚皮而言單單喝水似乎太自虐。

所以基於很多因素之下，很多人都不喝水，但喝水對人體的益處卻是完全超乎想像的好，只要願意嘗試相信就會發現「喝水比什麼都好」這句話是真的有道理。

第二是一定要「吃早餐」，早餐號稱一天中最重要的一餐可不是說假的，因為人在睡眠期間身體機能是逐漸下降的，新陳代謝也是一樣，所以到醒來時身體的機能就差不多已經到達最低值，這時候就需要進食補充能量讓身體機能及代謝慢慢恢復上升。

再來是要「注意卡路里攝取量」，千萬不要因為追求瘦就一味的節食或是攝取非常低的卡路里，這種做法非常不建議，因為如果人每天攝取的能量過低，長時間下來很容易造成營養不良的情況，會直接影響身體的新陳代謝功能，反而會讓體內脂肪燃燒的速度變慢，得到與自己期望相反的結果，因此每天卡路里攝取量訂定在1500比較適當。

還有可以進行「有氧運動」，這類運動對加快新陳代謝非常好，有氧運動可以活躍體內的細胞，所以像是電腦一族、辦公室一族等等這類只是腦子在動身體卻沒動的族群，就非常需要每天抽點時間做一些有氧運動，對身體健康會非常有幫助。

另外可以的話，可以抽空出去「曬曬太陽」，曬太陽這件事在前面說過對人體的幫助比想像中大，所以不要畏懼太陽，但當然不要在日頭正炎的時刻傻傻到太陽下去曝曬，這樣只會中暑而已，對身體沒有任何好處。

除此之外在「睡前兩小時建議不要進食」，要給胃腸休息的時間，這是因為吃完沒多久就睡覺的話，體內的器官系統無法充分吸收食物中的葡萄糖分，而這些無法被吸收的物質在進入肝臟之後就會徹底轉化成脂肪。

換句話說就是「睡前兩小時吃東西會增加變胖的危機」，而除了變胖之外對身體也會造成一定的負擔，可說是一點益處也沒有，所以除非萬不得已，睡前還是不要進食的好。

總而言之，體內要達到平衡，需要注意的方面有很多，而新陳代謝絕對是其中很重要的一環，新陳代謝如果正常，很多毛病也不會上門來找，體內達到平衡的那一天就指日可待了！

（二）管好情緒不糾結

情緒對人的生理影響有多大可能很多人都忽略了，可實際上確實有一類人是「心病」的嚴重程度大於身體上的不舒適。

這類人非常喜歡自己嚇自己，可能就連蚊子咬都覺得自己應該是得了什麼絕症，當然這樣說可能誇張了點，但過度自己嚇自己這件事真的對身體健康沒有任何實質上的幫助。

但很不幸的是不管是什麼年齡層都會有這類型的人，整天無法自制的想東想西，而且想就算了，最糟的是什麼事都往壞處想，總認為自己就是最弱勢的那一個，是天底下最可憐的那一位，是一個爹爹不疼姥姥不愛誰都不想管的人，只能自己縮在陰暗的角落畫圈圈。

在這種情緒的籠罩之下，說真的想真正身體健康是很困難的，自困也是一種疾病，過度自艾自憐也是，尤其女性是比較感性的族群，很多時候容易胡思亂想，給自己過多的壓力也容易陷入自我糾結的情緒中無法自拔。

像這樣的情況可說是層出不窮絕對不是個案，想當然爾心理疾病或是生理上的毛病就會浮出水面，有可能是以前就有的毛病但現在變嚴重了，也有可能是因為情緒一直起伏過大或壓力過大而造成的疾病，不管是哪一個，都是一種需要治療的疾病。

身體生病需要看醫生，而心生病其實也需要專業人士的幫助，只是我們會發現，有些人對此心理疾病似乎羞於啟齒，不想讓別人知道也就罷了，還認為去看心理醫生或身心科是一件丟臉的事，即便鼓起勇氣前往，也是偷偷摸摸深怕被熟人知道。

那麼問題來了……

生理上收損看醫生很正常，為什麼心理受傷看醫生就變不正常了？

是怕被冠上神經病這個稱號還是有其他顧慮？

說真的，如果在這個年代還有人覺得去看心理醫生或是身心科的人就是神經病的話，那麼說此話的人才真的需要就醫了。

沒有人有權利對任何一個身體或心理上有症狀的人指指點點，生病要看醫生是再正常不過的事，不管是哪裡生病，只要是確認自己病了，而且自己無法解決，那就該尋求正確管道進行治療，而不是拖延著任由症狀變得嚴重。

會在這篇提到這方面主要是因為很多年齡較大的女性朋友，可能是因為觀念比較傳統或是其他種種因素，導致自己都沒發現自己的心其實病了很久，那一直緊繃的神經就像一顆本來栓很緊的螺絲，一切看起來似乎都沒問題，卻不料在某一天這顆螺絲忽然就鬆開了，結果就是身體病了，心更是傷痕累累。

而這樣的情況大多就是心理影響生理的情況，但普遍被定義都是人老了所以就病了。

可真的是這樣嗎？

其實不盡然，雖然人老了毛病確實會比較多，但有時候也是因為過往生活過得太過壓抑或壓力過大，當陀螺忙了大半輩子才在這忙碌中找到一絲喘息的空間，孰不知這一喘息就讓緊繃的螺絲徹底斷裂。

而這時問題又來了……

所有人都認為我是因為老了所以身體出了很多毛病，那我真的是這樣嗎？

這個問題的答案，誰也沒辦法替誰回答，唯一有答案的只有自己，而自己答出來的是不是正解，也要看自己是否願意面對最真實的自己。

很多人排斥承認自己心理出了問題，導致永遠無法對症下藥，所以有時候我們真該自問一下……

身體不舒服是不舒服，但是心裡是否更不舒服？

那沉積已久的壓力曾經透過什麼管道釋放過嗎？

我覺得我沒病，但老是腰酸背痛，為什麼沒人會想到來幫我一下？

像上述這樣的問題，答案可能有成千上萬，但在這裡真要奉勸女性朋友幾句話。

（1）別把小症狀當沒事，年齡越大症狀小也可能出事

（2）長期壓抑的情緒請積極找管道釋放，不要再試圖說服自己沒事

（3）學著讓自己好過一點，別再為無謂的事煩惱

（4）不要說自己不需要陪伴一個人可以過得很好

（5）給自己喘息的空間，別再讓自己喘不過氣

總而言之，對女性而言在情緒這塊區域上真的要多留心自己，別對自己逼得太緊，適度的放鬆絕對有助於身體健康，敞開心胸愛自己才是上上之策。

（三）不當懶女人

「只有懶女人沒有醜女人」這句老掉牙的話應該大家都聽到膩了煩了倦了，但是老是被提就表示這句話相當有道理而且不容否定，不過有些許需要改正的地方。

美醜這種事每個人心中自有一套標準尺，所以先撇開美醜不說，女人不能懶其實是對自己的一種照顧與保護，畢竟如果女性到了一個年齡卻對自己各方面都不注意，先別說外表變得如何衰老，內在健康與否更會影響到日常生活。

但若要說外表跟內在健康沒有任何關係，這自然

是不可能的事，內在會影響外在，外在如何其實也有一定程度會影響一個人的心情，例如被誇漂亮心情會變好，被誇變老心情會變糟等這類事例。

所以女人不能懶，雖然很無奈，但很多調查及報導都顯示女性開始衰老的時間比男性要早，衰老的程度有的也比男性要快，很多女性在生產、育兒、照顧家庭或甚至要工作的多重折騰之下常常覺得自己身心俱疲，而通常只要開始有這種感覺又沒反應過來要趕快多注意自己的情況，那麼很多毛病就會在此時慢慢開始累積或蔓延，進而漸漸反應在外表或身體內部上。

首先是「睡眠」，人當然需要睡眠，但要睡對時間且不要睡「懶覺」，在該睡的時間睡覺，在該起床的時候起床，這聽起來很像廢話，但偏偏很多人都沒做到。

撇開因為重大因素而無法準時上床睡覺不說，如果不睡的原因只是因為在滑手機、聽音樂、看電視、玩遊戲等等，那還是早點休息為佳，避免造成身體的負擔。

至於在「睡懶覺」這個部分，其實很好理解，就是睡飽了就起床，不要因為各種理由或各種原因就說服自己繼續睡！

其實曾經有報告顯示，人其實睜眼了如果馬上翻身起床並不是正確的，應該是醒了之後再稍躺一會兒，讓身體跟精神都清醒了一些再正式起床，不過請注意這裡的稍躺時間不用長，只是讓剛醒的自己稍微轉換一下狀態，但睡懶覺的定義就不一樣了。

睡懶覺的意思是明明已經睡飽了，但就是不想離開床，所以就在床上滾個幾圈然後繼續睡，從生理上來看，肌體經過一整夜的時間，基礎代謝率處於最低水平，假如睡懶覺的話，這時候腦組織要消耗大量的氧與葡萄糖、胺基酸等能源物質，這樣會引起大腦營養不足，進而產生乏力、精神不佳等等狀況，久而久之更會使人變得非常懶散，甚至有惰性。

更別提睡懶覺還會影響免疫功能，畢竟人體的免疫功能「動則旺，不動則弱」，勤於鍛鍊可以使免疫功勞得到有效的改善與調節，而有睡懶覺習慣的人，身體在得不到鍛鍊的情況下，日積月累之後免疫功勞就會下降，影響身體健康。

再來，既然起床了那就動一動吧，別懶得動，不動對人體的影響也是很大的，所以五分鐘十分鐘也好，起床之後做個晨間運動伸展運動都是很好的選擇，不要因為覺得麻煩就拒絕運動，等之後若身體有了夠大的麻煩，我們就會知道其實此時此刻就運動這件事一點也不麻煩。

再來是「基礎清潔」，在這個方面不單只是指在臉部清潔的部分，而是全身上下，而且清潔不光是清潔，還要徹底清潔才是王道。

首先在臉部方面，清潔徹底乾淨是最基本也是最廣為人知的保養方式，但有部分女性其實會忽略除了臉部之外，身體的清潔也是相當重要的，包括私密處。

在身體清潔方面，其實並不是每天洗澡就算徹底清潔，就如同臉部一樣，身體每一陣子也都需要特別的保養，定期去角質或是為皮膚進行保濕保水程序都會讓肌膚的狀態由劣轉佳，但當然每個人肌膚的情況不同，該用什麼產品適用什麼產品一定要慎選，千萬不要隨意因為推銷術語或是用他人說好就好的心態去選擇自己要使用的產品，而是應該針對自己的膚質給予皮膚最好的滋養。

至於對女性相當重要的「私密處」，相信在電視廣告及網路廣告的普及下，已經有不少女性知道私密處最好使用專用的清潔產品，這是因為女性私密處相當脆弱禁不起摧殘，不僅去角質時一定要避過，而且除了使用專用清潔產品外，私密的保養也有一定的講究，畢竟此處所在位置可說是能影響女性內外身體，所以一定要特別注意。

第三是注意「保暖」，而有人看到此可能會疑惑，保暖跟懶有什麼關係？

其實關係可大了，有些女性因為各種因素的「懶」導致自己受涼受寒，又或者對自己催眠說冷可以消耗脂肪，所以應該要讓身體感覺冷，身上多餘的脂肪才會消失，但這些女性沒有想到的是，對女性來說冷是麻煩的來源。

女性的身體一旦受寒，血路就容易不順暢，這時手腳冰涼或是痛經就找上門來了，而且血行不暢臉部就容易長斑點且黯淡無光。

但這不是最可怕的，最可怕的是女性的生殖系統是最怕冷的，一旦身體過冷，它就會自動選擇長更多的脂肪來保溫，女性最忌諱的小腹就這樣光明正大地現身，跟原本以為脂肪都會不見的冀望根本是事與願違，一點用也沒有。

所以覺得冷就為自己加件衣服或用其他方式保暖，千萬不要懶到連拿件衣服或為自己泡杯熱茶都懶，因為通常而言只要體內氣血充足，那些為了我們身體而自動產出為了保溫的脂肪，或許就會趁此機會撤退，還給我們一片平坦。

此篇最後要說的是，請別「懶得看醫生」，如果發現自己身體出了狀況一定要尋求專業幫助，不要覺得忍忍就過去了，這裡可無法使用「忍一時風平浪靜，退一步海闊天空」這句話，而是會變成「忍一時以為無事，退一步後果難料」，因為某些病會變得嚴重就是因為沒有被早期發現，才會走到無可挽救的地步。

總而言之，「懶」這個字對女性而言是沒有任何幫助的，不管是在哪方面都是，請別以為懶是對自己的一種獎勵，覺得可以懶洋洋的什麼事都不做是一件很幸福的事。

或許一天兩天可能是這樣，但如果長期對很多事都採取消極的態度，那麼對身體或人生一定會產生不好的影響，不可不知。

（四）胡亂瘦身傷身體

關於「瘦身」這件事，可能很多女性都有著屬於自己數個甚至數十個辛酸血淚史，因為就是有人無論如何用盡辦法也瘦不下來，可偏偏身邊的好姐妹卻是怎麼也吃不胖，對比之下就是人比人氣死人，只能無語問蒼天。

不過無語歸無語，目標還未達成那就不能放棄，尤其事關自己在他人眼中的形象加上能不能穿上漂亮衣服顯得好看等種種問題，一次失敗絕對不足以打擊女性的信心，而說實話其實就算失敗了十次，很多女性也還是在減肥道路上越挫越勇，絲毫不見任何退縮。

但這還不是最令人喪氣的，最令人沮喪的是隨著年齡越大，減肥變成一件越來越困難的事，易胖難瘦成為許多熟女的噩夢。

在許多國內外的研究證實顯示，成年人每十年基礎代謝率就會降低 2%至 5%左右，這也解釋了為什麼年齡越大越容易肥胖，而且除了肥胖之外，代謝變差也可能讓身體出現其他毛病。

不過因為前頭大略有提過了，這裡就不再贅述，單就肥胖這個部分對女性身體造成的影響以及如果胡亂瘦身對身體造成的傷害。

首先是肥胖造成的影響部分，應該不分男女大部分人都知曉肥胖對身體並不好，更甚者說體重過重這件事對身體每一個部分都會有「負面影響」。

比較常聽到的就是心血管疾病，高血壓、高血脂、動脈硬化、冠狀動脈疾病、等等，再來就是對身體關節造成的負擔，身體過重對膝蓋負擔很大，造成磨損過度若沒有及時保養會讓關節提早退化。

還有腦血管疾病也有機率發生，甚至罹患阿茲海默症的機率也比一般正常體重的人高，但這還沒完，在呼吸系統方面，例如肺功能下降、睡眠呼吸中止症、嚴重打鼾等等，有一種似乎說都說不完的感覺，但卻真真實實是肥胖會對人體帶來的影響，然而很抱歉，影響還沒說完，那就是肥胖還有可能罹患糖尿病。

糖尿病這個疾病我們很常聽到，但也因為很常聽到而它又是那種控制住就不至於致死的疾病導致我們忽略了罹患它之後的麻煩與嚴重性，但患有糖尿病的人都知道，罹患糖尿病是一件多麼惱人又無奈的事情。

說到糖尿病這種病，在普通人中發病機率大約是 8%，可是在體重過重族群中的發病機率達到 30～50%，而反過來說，這數據可能更驚人，就是糖尿病患者中，大約有 70～80%是體重過重者，所以肥胖與糖尿病也被當成哥倆好。

但這樣就結束了嗎？

當然不是，像脂肪肝、非酒精性肝炎、膽石症、腰椎間盤病變、痛風、皮膚粗糙、月經不調還有多種癌症等等，都是肥胖可能對人體造成的影響，而很不幸的是此處提到的還不是全部。

由此可見肥胖對人類來說的確是個很不好的事件，不過如果肥胖找上了門，別因此感到心慌意亂就病急亂投醫，用激烈的方法追求在短時間內快速塑身，或是亂吃來歷不明的減肥藥，因為通常這樣都會收到反效果，甚至還造成無法預料的嚴重後果。

雖然上述這段話肯定是老生常談，很多人都聽過無數次了，但偏偏也有許多人明明知道卻還是一再上當，老是敗在那些說得很好聽，影片也拍得很真實，訂購頁面也設計得很誘人的減肥食品上。

姑且不論那些減肥食品通過什麼認證，實際上到底是不是合格商品，首先被印入腦海的肯定是那些誇張的數字，例如七天瘦四公斤、三天瘦一公斤等等，甚至還有較誇張的標榜一吃隔天就少一公斤之類的，讓人看了就心動，恨不得馬上吞個幾顆下肚，看明天起床是不是就可以少個好幾公斤。

請記住一點，在瘦身這方面，基本上越讓人心動的數字變化真實性就更低，瘦身不是一蹴即成的事，需要恆心、毅力還有克制與決心。

有些人瘦身僅僅是為了美觀，所以壓根兒不在乎過程如何或是否對人體有害，但這是相當不正確的觀念，如果瘦身成功但卻賠上身體健康，瘦身成功這件事就變成沒有一點意義，反而還害了自己。

正確來說，人不管胖瘦首要先注意的點應該是身體健康與否，過胖或過瘦都會對身體造成一定的影響，尤其在瘦身這方面，很多人都以為只要瘦下來就好，其他不管，但這個不管很可能就會變成隱憂，在我們毫無防備的時候爆發。

所以，如果真的需要瘦身，那也請瘦得健康，使用正確且不傷身的方式，在自己身體可以負荷的方式下進行，一切循序漸進不要追求一夜成名，因為很多時候身體某些部分一旦受傷，要復原可能就需要非常長的時間，甚至也可能因為瘦身方式不當而造成身體某個部位受到永久性的傷害。

別忘了「瘦得健康、瘦得漂亮」這兩句話是健康在前漂亮在後，所以無論如何一定要以健康為優先，而人其實只要身體健康的話，氣色自然就會好，那種由體內透出來的活力美，可是再多保養品或化妝品都無法替代的自然美麗呢！

結語

對於女性來說，需要注意的部分實在太多了，畢竟女性比起男性，還多了月經及生育這兩方面的問題，而且也因為有這兩方面問題的關係，女性的身體更需要好好呵護，不應該被任意對待。

然而就如本書前幾個篇章所言，除了外表之外，女性更該注重的是內在的保養，依靠化妝或是外在保養品的掩飾或妝扮並不能真正抹去內部所受的傷害而顯現出來的狀態，唯有從內部做起才能讓整個人狀態由劣轉優，甚至可以不用依靠化妝就能展現自然的好氣色，吸引他人的目光。

或許看到這裡有些女性會說自己並不在乎這些，但本書要傳達的最主要觀念並不是為了他人看待自己的評價，而是自己本身是否身體健康心情愉快。

倘若氣色不佳或是哪裡出現疼痛感或是經期不順等等，只要身體哪裡出現信號就代表體內可能哪個部位出現了問題，如果刻意忽略不理的話，許多毛病可能就由這個徵兆開始，一個一個慢慢冒出頭，折磨的還是自己本身。

所以請不要認為不在乎他人目光就可以不照顧自己的身體，對自己的保養是在愛自己不是一種累贅的行為，而多關心自己一點更是絕對不會錯的真理。

但在此還是要提醒一點，那就是凡事太「過」並不好，人的身體是有一個承載力的，適度的給予是對身體溫柔的呵護，但過度的注入就是對身體的一種折磨。

就像人有手心手背般，很多事都是一體兩面的，有的人不喜歡保養但有的人就超級喜歡，拼命買拼命吃拼命抹，在身體還未吸收前就添加再添加，像這種情況對身體而言就不是在保養，而是在逼迫身體超越極限。

但不是一種挑戰，而是給身體多餘的負擔，所以這樣做的有些人到最後可能會發現，為什麼自己這麼努力卻還是得不到想要的結果。

這是因為過度的給予讓身體負荷不了，所以別說想的結果了，可能還會得到意想不到的 BAD ENDING。

最後，敬祝閱覽此書的朋友們都能找到適合自己的方式，為自己的身體及人生增添最好的顏色，一切順利平安。

國家圖書館出版品預行編目資料

女性不能不知道的事！了解如何由內而外散發美麗／君靈鈴　著 —初版— 臺中市：天空數位圖書　2022.08 面：14.8*21 公分 ISBN：978-626-7161-10-4（平裝） 1.CST：婦女健康　2.CST：生活指導　3.CST：健康飲食 417.1　　　　　　　　　　　　　　　　　　　111013443

書　　名：女性不能不知道的事！
　　　　　了解如何由內而外散發美麗
發 行 人：蔡輝振
出 版 者：天空數位圖書有限公司
作　　者：君靈鈴
封面設計：何麗雲
編　　審：亦臻有限公司
製作公司：長腿叔叔有限公司
美工設計：設計組
版面編輯：採編組
出版日期：2022 年 8 月（初版）
銀行名稱：合作金庫銀行南台中分行
銀行帳戶：天空數位圖書有限公司
銀行帳號：006—1070717811498
郵政帳戶：天空數位圖書有限公司
劃撥帳號：22670142
定　　價：新台幣 240 元整
電子書發明專利第　I　306564　號
※如有缺頁、破損等請寄回更換

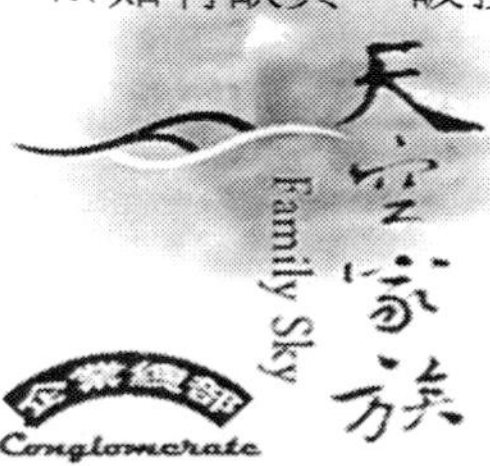

服務項目：個人著作、學位論文、學報期刊等出版印刷及DVD製作
影片拍攝、網站建置與代管、系統資料庫設計、個人企業形象包裝與行銷
影音教學與技能檢定系統建置、多媒體設計、電子書製作及客製化等
TEL　：(04)22623893
FAX　：(04)22623863　　MOB：0900602919
E-mail：familysky@familysky.com.tw
Https　://www.familysky.com.tw/
地　址：台中市南區忠明南路 787 號 30 樓國王大樓
No.787-30, Zhongming S. Rd., South District, Taichung City 402, Taiwan (R.O.C.)